一般病棟の

認知症高齢者ケア

編集 田中久美

メヂカルフレンド社

は じ め に

　この本を手にしてくださった皆様は，認知症高齢者が入院してきたとき，どのように感じるでしょうか？

　「物忘れがあるから説明しても分からないんだろうな」「歩き回って，転ぶんじゃないかな」「同じことを何度もきいてくるな」「睡眠パターンが昼夜逆転していて人がいないのに目が離せない」など，対応に困ると感じる方もいるのではないでしょうか．

　わが国は高齢化が急速に進み，今では「人生100年時代！」といわれる超高齢社会を迎えました．それに伴い認知症の人も増加しており，厚生労働省の発表では2025年には約700万人にのぼるといわれています．こうした背景から，近年では身体疾患の治療を目的として一般病棟に入院する方のなかにも認知症を抱える人々がいるのは当たり前になってきました．そのため，入院生活を送る認知症高齢者の個別性に合わせたかかわり方が強く求められています．しかし，患者に認知症症状やせん妄がみられるなかでも，行動制限が必要な治療も進めていかなければならず，看護師が対応に苦慮する場面は多くあります．

　認知症を合併した高齢者は，身体症状を自発的に伝えることが難しいため，隠れている身体症状に気が付かず，身体的な苦痛からBPSDを起こしやすくなっていることを看護師は意識しておくとよいと思います．加えて，認知症についての正しい知識をもっていると，見方が変わると思います．例えば，「認知症の方にとって嬉しいことは何だろう？」「認知症の方が困ることは何だろう？」とその人に関心をもって関わってみると，個性をみつけることができたり，身体的な苦痛に気づき，その苦痛を取り除く看護が提供できたり，実践することが変わると思います．

　そして，その人がもっている機能を最大限に活かして日常生活へ取り入れていけるようにケアを行うことが，一般病棟で働く看護師の役割なのではないでしょうか．私たちが認知症高齢者の世界を知り，適切な支援ができるように探っていく姿勢は，認知症高齢者が安心して入院生活を送ることの一助になるのだと信じています．

　本書では，入院する認知症高齢者が安心・安全に治療を受けるための看護を提供するために，認知症の基礎知識をお伝えするとともに，現場で遭遇する困難な状況への対応方法を解説します．また，退院に向けた支援や入院中の認知症高齢者を支えるための院内外の連携についても解説いたします．

　本書が読者の皆様の実践のお役に立ちましたら幸いです．

2020年4月
田中久美

CONTENTS

表紙デザイン／スタジオダンク
本文デザイン／スタジオダンク，タクトシステム
本文イラスト／イオジン

一般病棟の認知症高齢者ケア

編集／田中久美

執筆者一覧

編集・執筆

▶ 田中久美 （筑波メディカルセンター病院　老人看護専門看護師）

執筆者(執筆順)

▶ 橋本千穂 （市立豊中病院精神科　医師）

▶ 三好崇文 （市立伊丹病院精神科　医師）

▶ 和田奈美子 （北里大学北里研究所病院　老人看護専門看護師）

▶ 齊田綾子 （公立七日市病院　老人看護専門看護師）

▶ 中筋美子 （兵庫県立大学看護学部講師　老人看護専門看護師）

▶ 外塚恵理子 （筑波メディカルセンター病院　認定看護管理者　摂食嚥下障害看護認定看護師）

▶ 小野田里織 （筑波メディカルセンター病院　皮膚・排泄ケア認定看護師）

▶ 丸山理恵 （済生会横浜市東部病院 老人看護専門看護師）

▶ 八木範子 （西武文理大学看護学部助教 老人看護専門看護師）

▶ 大澤侑一 （筑波メディカルセンター病院　老人看護専門看護師）

▶ 小林美喜 （筑波メディカルセンター病院　緩和ケア認定看護師）

▶ 稲野聖子 （市立池田病院 老人看護専門看護師）

▶ 柴田明日香 （市立豊中病院　老人看護専門看護師）

▶ 我妻雪子 （茅ヶ崎市立病院　老人看護専門看護師）

▶ 小栄智美 （日本医科大学付属病院　老人看護専門看護師）

▶ 木野美和子 （筑波メディカルセンター病院 精神看護専門看護師）

▶ 鶴屋邦江 （医療法人実風会　新生病院　老人看護専門看護師）

▶ 田中和子 （わそら街なかナースステーション　老人看護専門看護師）

▶ 峇本智子 （東邦大学医療センター大森病院　認知症看護認定看護師）

▶ 橋本　裕 （東邦大学看護学部講師　老人看護専門看護師）

▶ 森垣こずえ （金沢医科大学病院　老人看護専門看護師）

▶ 直井千津子 （金沢医科大学看護学部講師　老人看護専門看護師）

▶ 梨木恵実子 （群馬大学大学院保健学研究科助教 老人看護専門看護師）

総 論

一般病棟における認知症高齢者への治療・ケアの課題と看護師の役割

一般病棟における認知症高齢者への治療・ケアの課題と看護師の役割

　現在，高齢者人口の急激な増加に伴い，認知症高齢者も増え続けていることはだれもが知っていることである．一般病棟に入院してくる患者も例外ではなく，急性期の病院でも半数以上が高齢者であり，認知症高齢者が入院することも増えてきた．2016年度の診療報酬改定では，認知症患者が身体疾患のために入院した場合に，病棟による対応力とケアの質向上を図るため，病棟での取り組みや多職種チームの介入を評価する目的で認知症ケア加算が新設された[1]．認知症ケア加算を算定するにあたり，看護師や全職員を対象とした認知症に関する研修を実施することが条件となっているため，認知症に関する基礎的な知識は普及されつつある．一般病棟で働く看護師の立場から，認知症高齢者へ治療やケアを提供する際の現状や課題を整理し，さらに認知症高齢者が安全・安心に入院生活を送れるための実践につなげていきたいと考える．

▶ 認知症高齢者の現状

　厚生労働省の補助事業により報告があった平成22（2010）年の日本の人口に準拠して推定された認知症有病率は15％，認知症有病者数は約439万人となっている．平成24年10月の人口に対する有病者数は462万人だったと推定され，平成22年と比較すると全体としては22万人増加していた[2]．また，「認知症高齢者の日常生活自立度」Ⅱ（日常生活に支障をきたすような症状・行動や意志疎通の困難さが多少みられても，だれかが注意していれば自立できる）以上の高齢者数は280万人であった（表）．

　最近では，健常者と認知症の中間の段階をMCI（mild cognitive impairment：軽度認知障害）とよんでいる．MCIとは，日常生活に支障はないが，認知機能（記憶・理由づけ・実行など）のうち1つの機能に問題が生じている状態のことである．MCIを放置すると認知機能の低下が続き，認知症へとステージが進行すると言われている．早期発見し予防対策を行うことが重要と言われている．

　経済面においては，生活保護を受ける高齢者世帯は増加の一途をたどっており，生活保護を受給している高齢者は2007年から2017年10年連続で増加しており10年間で約34万1000世帯増えている．生活保護を受給している世帯の51％が「高齢者世帯」となっている（図1）．

表　将来推計（年）

	2010 年	2015 年	2020 年	2025 年
日常生活自立度Ⅱ以上	280万人	345万人	410万人	470万人
65 歳以上人口に対する比率	9.5%	10.2%	11.3%	12.8%

＊2012を推計すると305万人となる
（厚生労働省「認知症高齢者数について（平成24年8月24日）」
http://www.mhlw.go.jp/stf/houdou/2r9852000002iau1-att/2r9852000002iavi.pdf（2010/1/2閲覧）より改変）

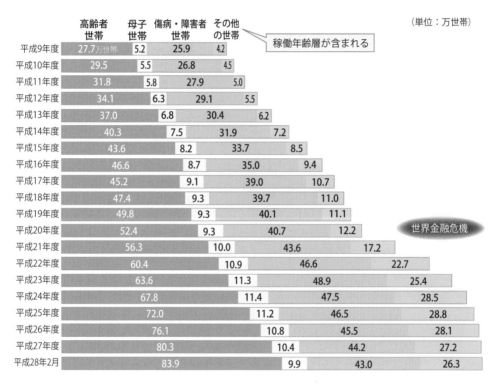

図1　世帯類型別の生活保護受給世帯数の推移
（社会保障審議会生活困窮者自立支援及び生活保護部会（第1回）H29年5月11日資料4より引用.
https://www.mhlw.go.jp/file/05-Shingikai-12601000-Seisakutoukatsukan-Sanjikanshitsu_Shakaihoshoutantou/0000164401.
pdf）（2020/1/2閲覧）

▶ 入院してくる認知症高齢者の背景

　　平成26年度入院医療等の調査で認知症を有する患者は，脳梗塞，肺炎，骨折・外傷が多く，ほかにも心不全，尿路感染症，片麻痺など様々な疾患で一般病棟に入院していることが明らかになった（図2）．その背景には，服薬管理が十分に行えず体調を崩した場合や，水分・食事摂取量の低下，夜中に街を歩いていて交通事故にあった場合，環境への注意ができず転倒してしまった場合などが考えられる．また，入院前の環境も様々であり，単身，高齢者世帯，認知症である高齢者の2人暮らしなども増えてきている．家族と同居していたとしても，認知症の「行動・心理症状（behavioral and psychological symptoms of dementia；BPSD）」である暴言・

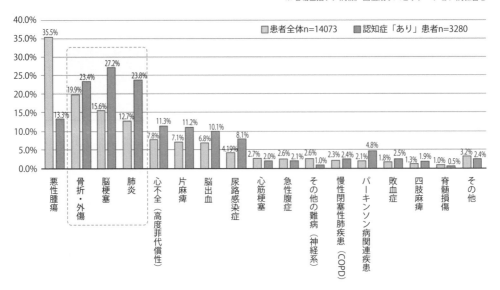

一般病棟(7対1~15対1)※に入院する患者全体における疾患と認知症を有する患者の疾患 （複数回答）

※地域包括ケア病棟，回復期リハビリテーション病棟含む

図2　身体疾患で入院中の認知症患者の状態
＊出典：平成26年度入院医療等の調査（患者票）
（中央社会保険医療協議会 総会（第315回）議事次第「入院医療（その6）平成27年11月25日」
http://www.mhlw.go.jp/file/05-Shingikai-12404000-Hokenkyoku-Iryouka/0000105049.pdf（2020/1/2閲覧）より引用）

暴力とみられてしまう行動や何かを求めて歩き回る行動などがみられるようになると，家族も介護しきれなくなる．その結果，他の生活の場所へ移動することを余儀なくされることも増えてきている．認知症高齢者は慣れない環境へ生活の場が変更すると，状況によっては生活を送るうえで混乱が生じ，BPSDが悪化することがある．その結果，介護する側も対応しきれなくなり，在宅へ戻されてしまうことがある．家族の中には認知症の理解が不足したまま介護することで疲弊し，通常の生活が送れなくなる場合がある．そのような状況が続くと，認知症高齢者は身体的不調が生じ入院することになる．しかし，BPSDの状況によっては，一般病院でも「認知症高齢者にとって，慣れない環境はBPSDが悪化するため，自宅がよいだろう」といった理由から，体調が改善していないにもかかわらず入院を断ることも少なくないようである．

　50床の病棟に入院する6～7割が高齢者と仮定すると，65歳以上の7人に1人は認知症と言われている現在では，約5人が認知症高齢者ということになる．一般病棟の夜勤帯では3～4名の看護師が患者の安全を考慮しながら看ることになる．2025年には65歳以上の高齢者の5人に1人は認知症高齢者であるといわれており，さらに認知症高齢者が入院する割合が高くなるとすれば，その状況に対応する環境づくりは必須になってくる．

入院患者に出現したBPSD（行動・心理症状）で，頻繁にみられるものは，「興奮」「繰り返し尋ねる」であった．また，その他の症状の中では，「ライン類の自己抜去」が最も多かった．

（複数回答）

	7対1(n=30,989)	10対1(n=1,844)	HCU(n=430)	ICU(n=1,111)
興奮	3.2%	4.1%	3.7%	7.6%
繰り返し尋ねる	2.9%	4.3%	3.5%	4.4%
易怒性	1.5%	1.4%	2.1%	2.1%
徘徊	1.1%	1.9%	0.5%	0.0%
身体的攻撃性	0.9%	0.9%	2.3%	1.2%
泣き叫ぶ	0.7%	0.3%	0.5%	0.6%
その他	3.8%	3.7%	7.2%	4.9%
調査期間中に該当するBPSDはない	80.6%	70.2%	66.3%	69.7%
不明	10.8%	18.0%	19.3%	15.8%

「その他」について具体的記述のあった回答（※7対1，10対1，ICU，HCUの合計）　（単位：人）

看護負担度の大きいBPSD（認知症行動・心理症状）

ライン類の自己抜去	170	失禁	62
つじつまの合わない言動	94	無関心・無気力・うつ	40
落ち着きのない行動	73	安静が守れない	38
転倒転落につながる危険性のある行動	74	幻視・幻聴・幻覚・妄想	25

図3　入院患者に出するBPSD（行動・心理症状）

*出典：保険局医療課調べ（DPC病院対象）
（中央社会保険医療協議会 総会（第315回）議事次第「入院医療（その6）平成27年11月25日」http://www.mhlw.go.jp/file/05-Shingikai-12404000-Hokenkyoku-Iryouka/0000105049.pdf（2020/1/2閲覧）より引用）

認知症高齢者をケアすることへの課題

　保険局医療課調べ（DPC病院対象）によると，入院患者に出現したBPSDで頻繁にみられた症状は，「興奮」「繰り返し尋ねる」「易怒性」であり，その他には「ライン類の自己抜去」が最も多く，「つじつまの合わない言動」「落ち着きのない行動」などであった（図3）．これらの症状がみられると治療の継続が困難になるが，そのような症状が生じる背景を理解していると，その人に合わせた対応が可能となる．現在，そのような認知症高齢者の個別性に合わせたケアを十分提供できない現状には，次のような課題が考えられる．

認知症であることを，本人・家族，医療者が気づかないため配慮ができない

　患者が認知症であることに医療者が気づかないと，入院することや提供する治療やケアの説明に難しい医療用語を使用したり，早口や小声で説明してしまうことがある．加えて，認知症高齢者は，本当は理解していなくてもその場を取り繕って理解したようにみえてしまうことがある．説明した人は説明したので理解していると思い込んでいるため，実際は認知症高齢者が状況を理解していないにもかかわらず点滴や治療を施行することになる．そのため，場合によっては，認知症高齢者が驚いて，興奮し治療拒否をすることがある．すると，家族や医療者は，認知症高齢者がとっている行動を制止し，なぜそんなことをしたのかを問い，言動を否定するよ

うな状況となる．その結果，BPSD が出現し対応が困難になり，効果的な治療ができないことを理由に，病院側から入院を断られるという状況につながっていく．

認知症に加え，身体疾患の影響や環境の変化が重なってせん妄が合併する

　入院する数日前からおかしな言動がみられるようになったとか，入院してからおかしくなってしまったと家族から言われることがある．このように，行動の変化が明らかにわかるときはせん妄を合併していると考えられる．せん妄は，生じている原因を解決すれば改善する．このことを知っていれば大きな問題にはならないのだが，医療者のせん妄に対するアセスメント能力が不足していると，不適切な対応となり症状の増悪を招くことになる．その結果，家族にこれでは家に連れて帰れないと思わせてしまうことになり，在院日数の延長につながる．あるいは，疾患が改善していない状況で無理な退院をさせることになり，さらに悪い状態になって再入院することにつながってしまう．

認知症高齢者の身体アセスメントの問題

　看護師は，認知症高齢者の問題のうち目に見えて現れる問題に視点が集中し，本来の入院目的である疾患および身体的不調を見逃すことがある．たとえば，認知症高齢者が夜間眠れず行動が落ち着かなくなり「痛い！」「水が飲みたい」などと訴えているにもかかわらず，看護師は眠れないことに問題の焦点を当てて睡眠薬を選択してしまうことがある．状況を確認すると，対応した看護師は，認知症高齢者が「痛い」「のどが渇いた」と訴えていることは認識しているが，それ以前に「夜なのに眠れていないことがつらいだろう」と捉え，不眠の対処をしなければならないと思い込んでいたことがわかった．忙しい現場のなかで，目の前で起こっている問題に視点が向き，痛みや口渇など身体の苦痛を考える余裕がないことから起こったことである．

退院調整に時間を要し，入院が長期化しやすい

　認知症高齢者の場合，疾患が改善しても廃用症候群により日常生活活動（activities of daily living；ADL）の低下や嚥下機能の低下が起こりえる．さらに BPSD が出現してしまうと，家族は「家には連れて帰れない」と思ってしまい，そこから次の療養先を調整することになる．

▶ 看護師の役割

　認知症施策推進総合戦略（新オレンジプラン）のなかで，現実には，認知症の人の個別性に合わせた対応が後回しにされ，身体合併症への対応は行われても，認知

症の症状が急速に悪化してしまうような事例もみられると述べられている．また，認知症の人の身体合併症などへの対応を行う急性期病院などでは，身体合併症への早期対応と認知症への適切な対応のバランスのとれた対応が求められているとも述べられている．以下では，このことを実践するための看護師の役割について考える．

認知症を理解する

認知症に関心がある看護師は多いが，認知症に対する理解度は様々である．看護師は，認知症高齢者が入院生活に慣れるまでに時間がかかることや，本人が入院の必要性を理解できないことで治療やケアを受けることが難しくなっていることを理解する必要がある．そのためには，認知症について正しく理解することが求められる．

BPSD を起こさない環境の提供

認知症の中核症状である認知機能障害などは不可逆性であるため根治的治療法はないが，BPSD は可逆性であるため，身体的苦痛を取り除き，かかわり方や認知症高齢者が安心できる環境の提供や趣味を取り入れるなどの非薬物療法と，薬物療法で改善がみられる．

生活の場面での支援

認知症高齢者が，入院前と同じように生活動作を行えるように環境の調整を行う．たとえば，①時間や日付がわかるように，いつでも見える位置に時計やカレンダーなどをセットする，②ベッド周りは必要な物をいつも同じ場所に置く，③使う物は新しい物ではなくふだん使い慣れている物にする，④トイレや部屋へ目印を付けておく，などの工夫があれば，すべて看護師が手伝わなくても，自分でできることを維持することができる．

経済的問題について

先述のとおり，認知症高齢者の入院前の状況として，単身や高齢者世帯が多くなっており，経済的に問題が起こっているケースも少なくない．入院したことによりそれが明らかになることも多く，認知症高齢者がその人に合った療養生活を送るうえで，身体面・心理面のサポートと並行して経済面を含めた環境調整を入院早期から意識して支援していく必要がある．

今後，わが国の高齢化率，認知症の有病率が高くなることは明らかである．一般病院に勤める看護師は，認知症高齢者が入院してきたときから退院後の生活をイ

メージし，入院環境の調整，本人のもつ力の維持および向上，家族支援を意識していきたい．そして，認知症高齢者がその人らしく，安心して生活できるよう次の療養先につなげていくことが期待される．

引用・参考文献
1）厚生労働省：平成28年度診療報酬改定の概要（2020/1/2閲覧）
　　https://www.mhlw.go.jp/file/06-Seisakujouhou-12400000-Hokenkyoku/0000115977.pdf
2）朝田隆：厚生労働科学研究費補助金（認知症対策総合研究事業）「都市部における認知症有病率と認知症の生活機能障害への対応」（2020/1/2閲覧）
　　http://www.tsukuba-psychiatry.com/wp-content/uploads/2013/06/H24Report_Part1.pdf
3）中央社会保険医療協議会 総会（第315回）議事次第「入院医療（その6）平成27年11月25日」（2020/1/2閲覧）
　　http://www.mhlw.go.jp/file/05-Shingikai-12404000-Hokenkyoku-Iryouka/0000105049.pdf

第 1 章

認知症高齢者の
基礎知識

認知症の分類と症状

▶ 認知症とは

　認知症は，「何らかの脳の障害によって認知機能が広範かつ持続的に低下し，日常生活に支障をきたした状態」と定義される．したがって認知症という状態が引き起こされるには，必ず脳障害の原因となる病気があり，それは，アルツハイマー型認知症などの神経変性疾患のみならず，脳梗塞・脳出血といった脳血管性疾患，脳外傷，脳炎など多岐にわたる．そのなかには正常圧水頭症や慢性硬膜下血腫のような治療が可能な病気もあるので，認知症が疑われた場合は，まずはどのような原因で引き起こされているかを調べることが重要となる．

▶ 認知症でみられる症状

　認知症高齢者にみられる症状は，認知機能障害，精神症状・行動障害，神経症候の3種類に分類される．認知機能は知的機能とほぼ同義であり，そのなかには記憶，言語，計算，視空間認知，遂行機能（実行機能）などが含まれる．認知機能障害はすべての認知症の人に生じる障害であり，通常は中核症状と呼ばれている．記憶が障害されると，新しく体験したことをすぐに忘れてしまい，約束を覚えていなかったり，ひどくなれば食事をしたことも忘れてしまったりする．言語が障害されると，言われていることを理解できなくなったり，言いたいことをうまく伝えられなくなったりする．視空間認知が障害されると，道に迷ったり，服の前後がわからなくなったりする．遂行機能とは，「物事を計画しそれに従って行動する能力」のことであるが，この能力が障害されると段取りが悪くなり，銀行での手続きのような複雑な行為に支障をきたす．このように認知機能が障害されることによって日常生活に支障をきたした状態が認知症である．残念ながら現代の医学では認知機能障害を改善する手立てはない．しかし，できなくなったことを周囲が手伝ってあげることにより以前と遜色のない生活を送ることはできるため，適切なケアが重要となる．なお，これまでの認知症の診断基準では「記憶障害」が必須とされていたが，新しい診断基準では必須でなくなり，これは注目すべき点である[1]．

　精神症状・行動障害は近年，行動・心理症状（behavioral and psychological symptoms of dementia；BPSD）と呼ばれており，それには，不安，抑うつ，妄想，幻覚などの精神症状や，徘徊，暴力，性的脱抑制などの行動障害が含まれる．

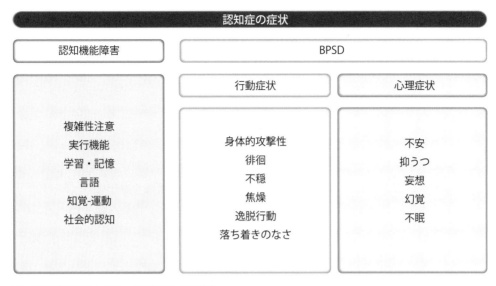

図 認知機能障害と行動・心理症状（BPSD）

　BPSD は認知機能障害以上に患者の生活の質（Quality of life；QOL）を低下させ，介護負担を増大させる症状である[2]．ありもしないことを確信する妄想は認知症の比較的初期の段階からみられ，なかでも「物盗られ妄想」の頻度が高い．お金や財布，通帳などの大切な物を盗られたと訴え，たいていは最も身近な介護者が疑われる．実在しないものが見える幻視，気分が滅入って悲観的になる抑うつ，不安，易怒性，アパシー（意欲・活動性の低下）などがよくみられる BPSD である．これらの BPSD はすべての認知症高齢者に伴うわけではなく，また症状によっては病気が進行するにつれて軽減することもある．

　BPSD と認知機能障害との関係を図に示すが，BPSD は中核症状である認知機能障害が生じることによって二次的に引き起こされることが多い．たとえば，一見無目的に歩き回っているように見える徘徊も，当人にとっては「仕事に行かなければならない」「自宅に帰らなければならない」などの目的がある．しかし認知機能障害のため当人の目的と現実との間にずれが生じていることで，意味なく歩き回っているように周囲には映る．また，日常診療では「物忘れが始まってから怒りっぽくなって困る」といった家族からの訴えをよく耳にするが，怒りっぽさが生じる状況を詳しく尋ねると，家族が本人の物忘れを指摘したときにのみ生じていたりする．その場合家族に「物忘れをそのつど指摘するのではなく，さりげなくカバーしてみましょう」と提案するだけで，怒りっぽさが軽減したりする．このように BPSD は認知機能障害とは異なり，対応の工夫や薬剤で軽減させることが可能な症状でもある．BPSD の対応方法はその種類や状況によって異なるので，詳しくは他稿にゆずる．

　振戦や無動などのパーキンソン症状，歩行障害，嚥下障害，自律神経障害などの神経症候は，半数近くの認知症高齢者に認める症状である．アルツハイマー型認知症では通常進行期になるまで神経症候は伴わないが，レビー小体型認知症ではパー

キンソン症状や自律神経障害を，血管性認知症では歩行障害や嚥下障害などの神経症候を比較的早期の段階から認める．なお神経症候は転倒や誤嚥などの事故につながりやすいため，看護やケアの際には留意すべき症候である．

▶ 認知症を引き起こす疾患

　前述したように認知症の原因は多岐にわたるが，ここでは日常診療において遭遇することが多い4大認知症と称されるアルツハイマー型認知症，血管性認知症，レビー小体型認知症，前頭側頭型認知症ならびに，治療可能な認知症である特発性正常圧水頭症と慢性硬膜下血腫について，その病態と対応の際の注意点を中心に概説する．

アルツハイマー型認知症

　アルツハイマー型認知症（Alzheimer's disease；AD）は，認知症を引き起こす病気のなかで最も頻度が高く，すべての認知症高齢者の約半数を占めるとされている．βアミロイド蛋白が脳内に異常沈着し，神経細胞が破壊されることによって引き起こされると考えられているが，その原因はまだ完全には解明されていない．早ければ40代で発症するが，大半は70代以降の高齢者に起こる．ADの最大の危険因子は加齢であり，65歳から85歳の間では年齢が5歳上がるごとにその有病率は2倍になると報告されている[3]．加齢以外の危険因子としては，女性，ApoEε4遺伝子多型，糖尿病，繰り返す頭部打撲などが挙げられる．

　ADの初発症状はたいてい物忘れであり，自ら体験した出来事を思い出せなくなるようなエピソード記憶障害が特徴的である．病初期には記憶以外の認知機能は保たれるため，対人関係や日常生活に支障が生じにくく，単なる老化と間違われていることがよくある．初期のAD患者は自身の変化に気づいていることが多く，忘れっぽくなった自分自身へのもどかしさや腹立ち，将来に対する不安や悲観などがBPSDの原因になっていることが多いので，周囲が早期に患者の変化に気づき，適切な対応をすることが重要となる．

　経過とともに記憶障害は悪化し，10分前の出来事も忘れてしまうようになる一方で，昔の記憶は保たれていることが多い．記憶障害の悪化とともに，言語や計算，視空間認知，遂行機能などの認知機能も障害され，買い物ができない，道に迷う，家事ができなくなるなど，日常生活の多くの場面で支障がみられるようになる．診察場面では，質問に答えられなかったりすると，「そんなこと気にしてないから」「急に尋ねられたから」などと言い訳をする"取り繕い反応"や，同席している家族のほうを振り返って助けを求める"振り返り徴候"がよく観察される．

　BPSDについては，病初期から易怒性や抑うつ，不安，無為などがみられることが多く，経過とともに妄想（物盗られ妄想などの被害妄想が多い）や睡眠障害などのBPSDが増えてくる．さらに認知症が進行すれば，排泄，食事摂取も含めて身

辺動作すべてが自立できなくなり，最終的には寝たきりになり，嚥下障害も生じ，誤嚥性肺炎などの合併症によって死亡する．全経過は 10 〜 15 年程度である．

　AD に対しては，現在わが国ではドネペジル，ガランタミン，リバスチグミン，メマンチンの 4 種類の治療薬が発売され，病気の症状を改善したり進行を遅らせたりする効果が期待されている．しかしながらこれらの薬では，病気の進行を止めてしまうことはできないので，進行を止めたり発症を予防したりする治療薬の開発が世界中で取り組まれている．

　AD 患者への対応の際の留意点に簡潔に触れておく．AD 患者の最大の特徴は記憶障害であり，少し前の出来事も完全に忘れてしまうことである．自分が薬を飲んだかどうかはまったく覚えていないだろうし，自室の番号も覚えられずに病棟で迷ってしまったりする．時にはなぜ入院したかすら忘れてしまう．その一方で AD 患者は，言葉は達者で取り繕いが上手く，一見すると健常な高齢者に見えるため，認知症と気づかずに対応して事故が生じることがある．高齢者が AD を合併する頻度は高いので，高齢者が入院した際には，家族から物忘れの有無を確認したり，AD の治療薬を内服していないかを確認しておくことが望ましい．

血管性認知症

　血管性認知症（vascular dementia；VaD）は，脳梗塞や脳出血，くも膜下出血などの脳血管障害によって引き起こされる認知症の総称であり，認知症全体の 10 〜 40％を占めるとされ，わが国では AD に次いで多い認知症である．脳血管障害によって破壊された神経細胞は二度と生き返らないので認知症を治すことは困難であるが，新たな脳血管障害を引き起こさなければ，基本的に進行はしない認知症である．脳血管障害の原因の多くは脳動脈硬化であり，動脈硬化の危険因子である高血圧症や糖尿病，脂質異常症などの生活習慣病を治療し，喫煙や過度の飲酒を控え規則正しい生活を送れば，進行を予防できるだけでなく，発症も予防可能な認知症である．

　VaD の認知機能については，記憶障害は比較的軽度で AD のように出来事を完全に忘れてしまうことは少なく，むしろ注意障害や遂行機能障害が目立つ．そのため複雑な指示の理解が困難であったりする．BPSD については，アパシーや抑うつを合併する頻度が高く，全般的な活動性低下がしばしば廃用症候群を引き起こす．また VaD 患者はせん妄を伴いやすいことも報告されている[4]．その他，歩行障害や尿失禁，嚥下障害などの神経症候を伴いやすいことも特徴的である．

　VaD 患者の対応の際の留意点については，意欲低下による廃用症候群の予防（活動の促しやデイケアなどのリハビリテーションへの参加による刺激の増加），せん妄予防，誤嚥や転倒などの事故の予防などが挙げられる．

レビー小体型認知症

　レビー小体型認知症（dementia with Lewy bodies；DLB）は，AD，VaD に次いで 3 番目に多い認知症であり，AD と同じく変性性認知症の一病型である．脳の神経細胞や脊髄・自律神経領域に，α−シヌクレインが蓄積することによって引き起こされると考えられている．DLB では認知機能障害に加えて，幻視や睡眠障害などの BPSD，パーキンソン症状や自律神経障害などの神経症候など，多彩な臨床症状が病初期から生じるため，治療やケアに難渋する疾患である．

　DLB の認知機能障害の特徴は，AD に比べて記憶障害の程度は軽い一方で，注意障害や遂行機能障害，視空間認知障害が目立つことである．そしてこれらの認知機能が変動することが DLB の大きな特徴であり，とてもしっかりしていてまったく普通に見えていた人が，別の場面では，別人かと思うほどぼんやりして会話が通じなくなったりする．

　DLB の BPSD の最大の特徴は，実在しない物が見える幻視である．「子どもが部屋に来ている」というように内容が具体的で，人物や動物などが多く，ありありと見えると訴える．錯視（見まちがい）も多く，ベッド上の布団の塊を人と間違えたり，ベッド柵が蛇に見えたり，花が人の顔に見えたりする．妄想を伴うことも多く，「知らない人が家に住み着いている」といった"幻の同居人妄想"や，「妻が別人と入れ替わっている」といった"替え玉妄想"がよくみられる．気分が沈み，悲しくなり，意欲が低下するといった抑うつ症状もみられやすい．レム睡眠行動障害（REM sleep behavior disorder；RBD）も DLB で特徴的な症状の 1 つである．RBD ではレム睡眠時の筋緊張の低下が起こらず，夢の内容が行動に現れ，大声で叫んだりベッドから飛び出したりすることがある．神経症候としては，体の動きの遅さ，無表情，筋肉のこわばり，歩行障害などのパーキンソン症状に加えて，便秘，尿失禁，起立性低血圧，寝汗などの自律神経症状を伴うことが多い．

　DLB も AD と同様に根治療法はなく，各症状に対する対症療法が中心となる．ドネペジルが DLB に保険適用があり，内服により認知機能や幻視の改善が期待され，患者のなかにはほとんど認知症を感じさせないほど症状が良くなる人もいる．DLB 患者は抗精神病薬をはじめとする様々な薬剤に対して過敏性があるため，薬剤の使用の際には注意が必要である．

　DLB 患者は身体疾患の治療目的で入院した際にせん妄を合併する頻度が高いため，入院当初から「日内リズムを整える」など，せん妄の予防的対応が重要となる．また転倒や誤嚥などの事故にも留意が必要である．様々な自律神経障害を伴うため，便秘や寝汗，起立性低血圧などの身体ケアにも留意する．

前頭側頭型認知症

　前頭側頭型認知症（frontotemporal dementia；FTD）は前頭葉と前部側頭葉など脳の前方部が中心に侵される変性性認知症の総称であり，人格・行動の変容と言

表1　行動障害型前頭側頭型認知症（bvFTD）の臨床症候

A. 早期からの脱抑制行動
　A1. 社会的に不適切な行動
　A2. マナーや礼儀正しさの喪失
　A3. 衝動的，無分別，軽率な行動

B. 早期からの無為，無気力
　B1. 無為（アパシー）
　B2. 無気力

C. 早期からの思いやりもしくは共感性の喪失
　C1. 他者の窮状や感情への反応が減弱
　C2. 社会的興味，相互関係性，人としての温かみの減弱

D. 早期からの保続的，常同的，強迫的/儀式的行動
　D1. 単純な動作の繰り返し
　D2. 複雑な内容の強迫的もしくは儀式的行動
　D3. 常同言語

E. 過食と食行動変化
　E1. 嗜好の変化
　E2. 暴食，飲酒・喫煙量の増加
　E3. 口唇傾向もしくは異食

F. 神経心理所見
　F1. 遂行機能の障害
　F2. エピソード記憶は比較的保たれる
　F3. 視空間機能は比較的保たれる

（Rascovsky K, et al.：Sensitivity of revised diagnostic criteria for the behavioural variant of frontotemporal dementia, Brain, 134：2456-2477, 2011. より抜粋）

語障害が主たる症候である．初期には認知機能障害よりも人格行動障害が目立つため，しばしば躁うつ病や統合失調症などの精神疾患と誤診されやすい．FTDは侵される脳の領域と臨床症状から，行動障害型前頭側頭型認知症（behavioral variant frontotemporal dementia；bvFTD），②意味性認知症，③進行性非流暢性失語の3つの臨床型に分類され，後2者は言語障害を主徴とする疾患である．ここでは，bvFTDを中心に概説する．

　表1[5]にbvFTDの臨床症候の特徴を示す．

　早期から礼儀やマナーがなくなり，窃盗や盗み食いなどの抑制のきかない行動をしばしば認める．時に衝動的な暴力行為や性的逸脱行為がみられることもあるが，本人に悪気はなく注意されてもあっけらかんとしている．無為，無気力も強く，自分の興味があること以外には関心を示さなくなる．また感情が希薄になり，情緒的な交流も乏しくなり，他者に共感することが少なくなる．そのため妻が病気で臥せっていても平気で食事を作るよう命じたりする．

　常同行動もFTDに特徴的な症状である．患者は同じパターンの行動や生活に執着し，決まった時間に何キロもの同じコースを1日に何度も散歩するといった常同的周遊や，同じ物ばかりを好んで食べるなどの食事の繰り返し行動，同じ言葉を話し続けるといった言葉の繰り返し行動などがみられる．食行動も変化し，甘いものや味の濃いものを好んで食べようとする．その他落ち着きがなくなり，1つの行為を続けられなくなるといった注意散漫や集中困難もよくみられ，診察中に何の断り

表2　4大認知症の臨床症候の比較と対応のポイント

疾患	臨床症候			対応のポイント
	認知機能障害	BPSD	神経所見	
AD	・記憶障害が病初期より前景に立つ ・言語・視空間認知・遂行機能の障害がみられやすい	・物盗られ妄想	・進行期まで目立たない	・記憶障害を念頭に置いた対応 ・自尊心を傷つけないように留意する
VaD	・脳血管病変に対応した認知機能障害 ・注意障害，遂行機能障害がみられやすい	・無為 ・抑うつ ・せん妄	・歩行障害，構音障害・嚥下障害，尿失禁 ・局所神経症候	・脳血管障害の予防 ・廃用症候群の予防 ・誤嚥や転倒の予防
DLB	・記憶障害は比較的軽度 ・視空間認知障害，注意障害，遂行機能障害が強い	・幻視 ・レム睡眠行動障害 ・誤認妄想 ・抑うつ	・パーキンソン症状 ・自律神経障害（便秘，尿失禁，起立性低血圧，発汗障害）	・昼夜のリズムを整える ・転倒や誤嚥の予防 ・変動を念頭に置いた対応 ・便秘や血圧などの身体の状態にも留意する ・内服薬開始時の副作用の発現に留意する
FTD	・遂行機能障害が強い ・エピソード記憶，視空間認知機能は保たれる ・言語障害	・脱抑制，常同行動，食行動異常，無為	・進行期まで目立たない	・疾患の特徴を理解することが重要 ・症状に応じた対応を心がける

AD：アルツハイマー型認知症，VaD：血管性認知症，DLB：レビー小体型認知症，FTD：前頭側頭型認知症

もなく突然その場から立ち去ってしまう "立ち去り行動" を認めることもある．一方 bvFTD の認知機能については，AD に特徴的な記憶障害や視空間認知障害は目立たない．

　bvFTD の行動障害に有効な薬物はほとんどなく，ケアによる対応が中心となる．他の認知症疾患とは症状が大幅に異なるため，病態を正しく理解することが重要となる．表2 に 4 大認知症の特徴の比較を示す．

その他の認知症

　認知症は治らないものと以前は考えられていたが，治療により改善する認知症もあり，その代表的な疾患が特発性正常圧水頭症である．特発性正常圧水頭症は何らかの理由（原因不明）により脳の内部を循環している脳脊髄液の流れが悪くなり，脳に脳脊髄液が貯留し脳を圧迫して症状を引き起こす．わが国で行われた複数の研究では，地域在住の高齢者の約 1.1％に存在することが報告されるなど，決して稀な疾患ではない[6]．

　特発性正常圧水頭症の症状は認知症に加えて，歩行障害や尿失禁がみられることが特徴的である．治療は，脳に溜まった脳脊髄液を抜くための細い管を腰椎から腹腔に入れ，脳脊髄液を流す髄液シャント手術が唯一の方法である（以前は管を脳に

入れる手術が主として行われていたが，現在は脳を傷つけない利点から腰部が主流となっている）．手術により60～70％の患者において何らかの症状が改善する[7]．最も改善しやすいのは歩行障害であり，次いで尿失禁である．残念ながら認知症は最も改善しにくい症状とされている．

　慢性硬膜下血腫も治療により改善する認知症の1つである．頭部打撲によって脳が偏位することにより脳の表面の細かい静脈が破たんし，脳の表面と頭蓋骨硬膜の間に徐々に静脈血が貯留することにより血腫が生じ，その血腫が徐々に増大すると考えられている．通常は外傷後2週間～2か月後に血腫が脳を圧迫することにより症状が明らかとなる．認知症高齢者の場合，頭部の打撲を覚えていないことが多く，発見が遅れることがある．症状としては，亜急性（週単位で進行する）に記憶障害や意欲低下などが出現するが，血腫と反対側の上下肢の麻痺が生じて初めて気づかれることが多い．頭部CTで容易に診断が可能であり，外科的治療により血腫を除去することが原則である．一般的に予後は良好で，手術により症状が著明に改善することが多い．

引用・参考文献
1）American Psychiatric Association（日本精神神経学会日本語版用語監修，髙橋三郎，大野裕監訳）：DSM-5精神疾患の診断・統計マニュアル，医学書院，2014.
2）Germain S, et al.：ICTUS-EADC Network. Does cognitive impairment influence burden in caregivers of patients with Alzheimer's disease? J Alzheimers Dis, 17(1)：105-114, 2009.
3）朝田隆：都市部における認知症有病率と認知症の生活障害への対応，平成23年度～平成24年度総合研究報告書，2013.
4）Hasegawa N, et al.：Prevalence of delirium among outpatients with dementia, Int Psychogeriatr, 25(11)：1877-1883, 2013.
5）Rascovsky K, et al.：Sensitivity of revised diagnostic criteria for the behavioural variant of frontotemporal dementia, Brain, 134：2456-2477, 2011.
6）日本正常圧水頭症学会特発性正常圧水頭症診療ガイドライン作成委員会：特発性正常圧水頭症診療ガイドライン第2版，メディカルレビュー社，2011.
7）新井一：特発性正常圧水頭症，日本医師会雑誌第147巻・特別号（2）認知症トータルケア，日本医師会，2018, p.116-118.

② 認知症・うつ・せん妄の鑑別

▶ はじめに

　超高齢化社会に突入し，一般病棟に入院する高齢者は急増している．入院患者の平均年齢が60歳を超えている病院は多く，80〜90歳代の人の入院も普通のこととなってきている．そのため，必然的に認知症の人の入院も急増しているのが現状である．認知症の人に適切なケアを行うためには，言うまでもなく，まずその人が認知症であるかを判断することが必要となる．ここでは，入院時に病棟看護師が"この人は認知症の可能性が高い"と気づくためのポイントを概説する．なお，ここでは便宜上，認知症をアルツハイマー型認知症のこととする．

▶ せん妄との鑑別

　認知症の診断のためには，まず他の疾患を除外する[1]．鑑別すべき疾患は様々あるが，最も重要なのはせん妄である．入院時に，「この患者さん，認知症かな」と思った場合には，まず，せん妄ではないかを評価するようにしたい．**認知症ケアの第一歩はせん妄の除外ともいえる**．入院時，患者は入院が必要な程の身体疾患があり，さらにはいつもと違う環境に置かれている．身体疾患，環境の変化，高齢，これだけでも直接因子・誘発因子・準備因子がそろっているといってもよい．

せん妄の定義

　せん妄とは軽度意識混濁により注意障害，失見当識，記憶障害，幻覚，精神運動興奮，易怒性，易刺激性，睡眠障害，粗暴行為，危険行為，自発性低下，無気力，無関心，発語や運動速度低下など様々な精神症状や行動異常がみられる状態である．

せん妄の病態生理

　詳細な機序は不明だが，全身状態の悪化や薬剤により，主に意識や睡眠−覚醒に関係している中枢神経系の機能障害が起こりせん妄が生じると考えられている（図）．中枢神経系の機能異常をきたすほど身体疾患や全身状態が悪いということもできる．また，軽度の身体疾患や環境の変化によってせん妄が生じる場合は，高齢

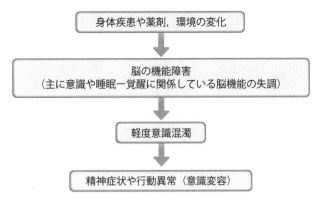

図　せん妄の病態生理

であることや認知症の存在など，中枢神経系の機能がもともと低下しているために軽度の侵襲によってせん妄が生じると考えられる．

診断

　様々な診断基準があるが，体表的なものとして表1に示す DSM-5 の基準がある．ほか，ICD-10 の基準もあるが，診断時に最も重要な点は，軽度意識混濁（障害）と注意障害を認めることであり，せん妄の最も基本的な症状であるととともに，早期であればその2つの症状のみの場合もあり，その後の精神運動興奮出現の予防的介入ができるためである．また，幻覚はほとんどが幻視である．

評価ツール

　評価ツールも様々あるが，病棟看護師が使用しやすい評価ツールとして ICDSC が挙げられる（表2）．実臨床ではせん妄のスクリーニングとして用いやすい．

表1　DSM-5 におけるせん妄の診断基準

以下の項目のうち4項目を満たす場合にせん妄と診断
A）注意の障害（すなわち，注意の方向づけ，集中，維持，転換する能力の低下），意識の障害（環境に対する見当識の低下）．
B）その障害は短期間のうちに出現し（通常数時間～数日），もととなる注意および意識水準からの変化を示し，さらに1日の経過中で重症度が変動する傾向がある．
C）さらに認知の障害を伴う（例：記憶欠損，失見当識，言語，視空間認知，知覚）．
D）基準AおよびCに示す障害は，他の既存の，確定した，または進行中の神経認知障害ではうまく説明されないし，昏睡のような覚醒水準の著しい低下という状況下で起こるものではない．
E）病歴，身体診察，臨床検査所見から，その障害が他の医学的疾患，物質中毒または離脱（すなわち，乱用薬物や医薬品によるもの），または毒物への曝露，または複数の病因による直接的な生理学的結果により引き起こされたという証拠がある．

（日本精神神経学会（日本語版用語監修），髙橋三郎・大野　裕（監訳）：DSM-5 精神疾患の診断・統計マニュアル，医学書院，2014，p.588より転載）

表2　ICDSC (Intensive Care Delirium Screening Checklist)

・DSMの基準に基づき8項目の症状チェックリストから構成 ・1項目1点，4/8点以上でせん妄と評価 　　1．意識レベルの変化　　　　　　　　5．精神運動興奮あるいは遅滞 　　2．注意力欠如　　　　　　　　　　　6．不適切な会話あるいは情緒 　　3．失見当識　　　　　　　　　　　　7．睡眠/覚醒サイクルの障害 　　4．妄想，幻覚，精神症状　　　　　　8．症状の変動

(Bergeron N, et al. : Intensive Care Delirium Screening Checklist evaluation of a new screening tool. Intensive Care Med 27 : 859-864, 2001.より引用)

せん妄の特徴

せん妄の特徴として次のような点が挙げられる．

①発症が急激である

②症状の日内変動

夜間と日中ではまったく状態が違うなど，1日のなかで状態の変動がみられることが多い．特に夜間に増悪する場合が多い．

③一般的には可逆性である

改善するともとの状態にもどり，本人らしさを取り戻す．したがって，**認知症と間違わないことが大切である**．

④過活動型・低活動型・混合型に分類される

せん妄は必ずしも過活動になるだけではなく，低活動の病像も存在することを認識しておくこと．後者はうつ病と間違われることもある．

⑤その他

・痛みを感じにくいことが多い（骨折，術後など）．

・多弁，無口，不愛想などいつもの本人と違う印象．

・"目つきが鋭い"と感じる（私見）．

せん妄と認知症の鑑別

表3にせん妄と認知症の主な違い・鑑別点を示す．

せん妄は一般的に覚醒度が下がる夕～寝る前に生じるのに対して，BPSDの興奮は24時間いつでも起こりうるのが重要な鑑別点である．したがって，夜間一度入眠し，中途覚醒時に興奮がみられる場合はBPSDの可能性が高い．朝の起床時も同様である．

せん妄と認知症の鑑別の実際

入院時の看護師による聞き取り場面を想定し，せん妄と認知症の鑑別の具体例を挙げる．

①入室時の様子や最初の挨拶時に全体的な印象を評価する．

②その際，「この患者さん，認知症かな」と思ったら，まず，せん妄ではないかと疑う．

表3　せん妄と認知症の違い・鑑別点

	せん妄	認知症
原因	意識障害	脳の器質的変化
発症	時〜日単位での発症 急激	月〜年単位での発症 緩徐
日内変動	あり	基本的になし
経過	急性・可逆的	慢性・進行性
目つき	するどい or ぼんやり	普通
返答 態度	日内変動により変化 易刺激・易怒的，緩慢，普通	取り繕い，振り返り行為
幻視	多い	一般的にはなし

③次に，入院説明や聞き取りをしながら，目つきや態度・行動を観察し，DSM や ICDSC などを用い意識混濁や注意障害などの各症状の有無をチェックする．

④家族にいつもの本人と違うかどうかを聴取する．

⑤せん妄の疑いが高い場合，カルテなどからリスク因子評価を行い，せん妄ケアまたは予防ケアを検討する．

＊リスク因子評価を①の前に行うのもよい．

⑥（可能な場合）医師に報告し，定期薬や屯用薬などの対応を検討する．

⑦訪室ごとに状態の変動がないかを観察する．

▶ うつ病との鑑別

　うつ病によるうつ状態の最中に一般病棟に入院することはまれであるため，病棟看護師が入院時にうつ病を鑑別する必要性は低いと思われる．寛解期の人が身体疾患により入院することはあるが，その場合もすでに診断されており維持療法を受けていることがほとんどであるため病歴などの情報収集で十分であろう．また，時に入院中にうつ状態となる場合もあるが，その場合はほとんどが適応障害によるうつ状態である．その場合は認知症よりも低活動型せん妄との鑑別が重要となるため，一般病棟勤務の看護師としては，

- 認知症の鑑別疾患にうつ病があること
- その鑑別点（表4）
- 低活動型せん妄とうつ状態の鑑別（表5）

を知っていれば十分であろう．

ポイントは，うつ病では抑うつ気分の表出としての苦悩や不安・焦燥がとても強く，「とても苦しそう」という印象を受けることである．

▶ おわりに

　繰り返しになるが，認知症の診断のためには，まずせん妄の除外が重要である．

表4　認知症とうつ病の違い・鑑別点

	認知症	うつ病
原因	脳の器質的変化	脳の機能的変化?
物忘れ	否定するか取り繕う	自ら訴える
気分	アパシー，易怒的	抑うつ気分，不安・焦燥
返答態度	取り繕い，振り返り行為 返答は早く語彙や情報量が少ない 苦悩は感じず，場当たり的あるいは無気力	重たい雰囲気で口数が少なく，返答は遅いか決められず，声量は小さい 不安・焦燥が強い場合は，落ち着きなくそわそわし，同じことを何度も訴える場合もある
身体症状	一般的にはなし	全身倦怠感，頭痛，食欲低下など
CDT＊	異常所見あり	正常

＊Clock Drawing Test：時計描画テスト

表5　低活動型せん妄とうつ状態（適応障害）の違い・鑑別点

	低活動型せん妄	うつ状態（適応障害）
原因	意識障害	ストレス因
発症	時〜日単位での発症	日〜週単位での発症
日内変動	一般的にはあり	一般的にはなし
経過	急性・可逆的	亜急性・可逆的
目つき	ぼんやり	苦痛・苦悶様
返答態度	ぼんやりとした雰囲気で，活動量減少，自発性低下，無気力，無関心，感情的な反応低下，発語や運動速度低下，発語量減少，声量減少などがみられ臥床傾向	表4のうつ病とほぼ同じ ストレス因から離れると症状が改善することが多いという点がうつ病との違い
幻視	多い	なし

　一般病棟の看護師としてはせん妄の除外ができるようになるだけで十分といえるが，さらに鑑別力や認知症ケアを高めたい場合は次のステップとして，会話や態度から"認知症らしさ"を感じ取れるようにトレーニングすることを勧めたい[2]．トレーニング法には様々あるが，その一法としてCANDy（Conversational Assessment of Neurocognitive Dysfunction）[3]というアセスメントツールがある．このツールを認知機能の評価のためだけでなく，認知症の人との会話やコミュニケーションの向上のために使用することで，円滑な会話やコミュニケーションができるようになるだけでなく，"認知症らしさ"を感じ取れる力も高まると思われる．興味ある人は参照されたい．

引用・参考文献
1）神庭重信：4.精神科医療でよく経験する疾患から認知症を鑑別するために．認知症診療スキルアップ講座eラーニング．第Ⅲ章 認知症の診断・治療に必要な知識．（日本精神神経学会ホームページ；https://www.jspn.or.jp/　2019/10/20閲覧）
2）佐藤眞一：認知症の人の心の中はどうなっているのか?，光文社新書，2018．
3）大庭輝他：日常会話式認知機能評価（Conversational Assessment of Neurocognitive Dysfunction; CANDy）の開発と信頼性・妥当性の検討．老年精神医学雑誌，28：379-388，2017．

3 認知症高齢者の特徴

　認知症高齢者が何らかの疾患により入院した際，効果的に疾患の治療を進め適正な退院ができるようにかかわることは重要である．そのためには，医療スタッフおよび家族が，認知症とはどういう病気なのか，治療やケアを拒否するような認知症のBPSDが出現する原因は何であるかを理解して，認知症高齢者の混乱や心理的不安を引き起こさないように適切な対応をすることが求められる．

高齢者の身体的・心理的な特徴

高齢者の疾病に伴う身体的な特徴

　高齢者は，生理的機能・身体機能の低下がみられるようになるが，その過程は様々である．加えて，加齢に伴い身体的には恒常性維持機能である回復力や適応力，予備力，防衛力が低下していること（図1）[1], [2]や，生活環境や周囲の人々との関係による精神面の変化などが身体の状態にも影響を及ぼす．

　高齢者に多い疾患は各臓器の加齢変化による機能低下を基盤に発症することが多く，概念的には生理的老化と病的老化に分けられる．生理的老化は，加齢とともに生じる生理的な機能低下を指す．加齢によって身体を構成する細胞が減少していくため，皮膚や筋肉，臓器などに萎縮が出現し，機能が低下する．老化による機能低下は回復が難しく，程度によって健康上・生活上の重要な問題となってくる．また，

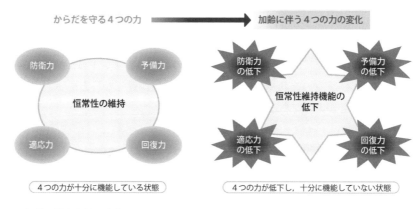

図1　加齢に伴う身体の変化

病的老化は，生理的に起こる老化ではなく，年齢にふさわしくないレベルの老化が生じる．疾患や栄養不良などの何らかの理由で心身の機能低下が加速したものと考えられる．病的老化の一例に，動脈硬化や骨粗しょう症があり，認知症もその一つに挙げられる．

1．複数の疾病をもっている可能性が高い

防衛力の低下から疾病に罹患しやすくなり，また回復力が低下しているため回復にも時間を要し，予備力が低下していることからほかの疾病にも罹患しやすい状況になる．

2．症状や徴候が明瞭でなく自覚症状が出にくい

防衛力が低下していることにより，防衛反応が体内で起こらないため疾患特有の症状などがみられず，早期発見しにくい状況になる．

3．意識障害・一過性のせん妄を起こしやすい

高齢者は発熱や脱水などの影響による意識障害の出現や，入院という慣れない環境への適応力の低下により，一過性のせん妄が出現することがある．

4．薬物の副作用が出現しやすい

薬物の代謝器官である肝臓や，排泄を担う腎機能が低下しているため，薬物の副作用が出現しやすくなる．

5．合併症を起こしやすい

高齢者は，疾病の治療中に過度の安静臥床でいることがあり，廃用症候群になりやすく，筋力の低下や関節の拘縮，肺炎などを起こしやすくなる．

6．基礎疾患のコントロールがくずれやすい

高齢者は，糖尿病や高血圧などに罹患している人が多く，新たな疾病の発症により，それまで上手に付き合ってきた基礎疾患のコントロールが不良になりやすく，回復力の低下なども合わさり，疾病の治癒に時間を要すようになる．

以上のような特徴があるため，高齢者の観察のポイントは，全身状態の観察に加えて，疾病特有の症状や徴候，"いつもとは何か違うな"といった視点をもって観察することが大切である．

認知症高齢者が抱く心理的な特徴

高齢者の心理的特徴は，今までに生きてきた生活背景，仕事や家族構成の変化，家族や近しい友人との別れなどにも大きく影響されている．体験している出来事は

個人によって様々であり，その出来事に対する受け止め方や対処の仕方，それがどのように影響したのかによって，個人の心理的な特徴が生じてくると考えられる．

認知症高齢者の表情や行動を見ていると，周りをきょろきょろと見まわしていたり，何かに向かって大きな声を出していたり，いらいらして見えたり，不安そうな表情を見せていることがある．

1．症状が進んでも感情機能は残っている

症状が進んでも，感情機能はかなり最後の時期まで残っている．今いる場所がどこだかわからない，だれと話しているのかわからないといった場合でも，その場所が心地よい場所なのか，落ち着かない場所なのかは感じている．また，話をしている人が自分を大切に思って接しているのか，粗末に扱っているのかを感じることができる．そのため，認知症になっても，悲しい，さみしい，こわい，心配，嬉しい，楽しい，などの感情は持ち続けている．

2．思い出せないことへの不安を感じている

初期の認知症高齢者は，「物忘れがあるけれど大丈夫，わかっている」などの発言がみられ，その場を取り繕うような行動をすることがある．認知症高齢者は，直前に話したことを忘れてしまい同じことを何度も繰り返すことがあるが，自分のなかでも忘れてしまっていることを感じ，どうしようもない気持ちを抱えていることがある．そのことにより，「自分はどうしてしまったのだろう」と理由がわからず，漠然とした大きな不安や不快感，恐怖感を抱いている．また，症状が進行すると，「私はどうしたらよいのでしょう．頭がおかしくなってしまった」というように，常に不安感を抱えている状態になる．

3．できていたことができなくなり自尊心が低下している

認知症高齢者は，今まで自分で当たり前のように行えていた着替えや洗面などの日常生活活動（activities of daily living；ADL）を行おうとする際，どのように行えばよいのかわからなくなることがある．また，何らかの疾患により入院した際に，今どこで何をしているのかわからなくなることや，日付を聞かれても答えられないこともある．このように，それまでできていたことができなくなることで自尊心が低下する．

4．感情のコントロールがつきにくい状態になる

認知症高齢者は記憶障害，見当識障害や判断力の低下があり，自分が今どこで何をしているのか理解しづらい状態になっている．たとえば，看護師に清潔ケアを行うことについて説明され同意しても，実際に行われると，同意したことを忘れてしまい，勝手に洋服を脱がされたと認識する．そして，羞恥心が怒りの感情に変化し，看護師を怒鳴りつけてしまう．このように記憶障害や判断力が低下していることにより，自分が置かれている状況を正確に理解することができずに混乱し，感情のコ

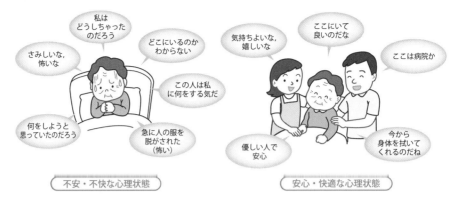

図2　認知症高齢者の心理

ントロールがつきにくい状態になる.

　認知症高齢者の心理的な特徴（図2）を理解することで，なぜその人が，そのような行動や態度をとっているのか考えられるようになり，適切な対応ができるようになるのではないだろうか.

▶ 認知症高齢者が入院して体験していること

　入院している認知症高齢者にBPSDがみられる原因の多くには，身体状態や環境が影響している．急性期病棟に入院する認知症高齢者に，せん妄や暴言・暴力，病棟内を歩き回るというような行動がみられることがあるが，多くの医療者は，「入院して環境が変わったから」ということを知っている．そのため，安心して入院生活を送ることができるように工夫するが，それがうまくいくときといかないときがある．なぜなら，認知症高齢者が入院してきたのは「自分の命を脅かす"身体の不調"」があったからである.

　認知症高齢者が安心して入院生活を送るにあたり，医療者が身体的・心理的・社会的な面においてアセスメントすることが重要になってくる（1章−5参照）．認知症高齢者が入院して体験している一番の変化は，疾患の影響により，呼吸が苦しい，おなかが痛い，胸がドキドキする，のどが渇く，全身がだるいなど，身体に不調があることである．今までどのような環境で過ごし，どのような人生を歩んできたかの情報を得て，その人に合った環境を整えることが求められる．そのためには，入院前と比べて今後生じる問題を予測し，住環境はどうか，生活パターンはどうか，入院の理由となった疾患が治癒したら，その後はどのような療養の場に生活を戻そうと考えているのか確認し，認知症高齢者およびその家族と共に入院環境を整えていく．大切なことは，具体的に何が変わったからなのかをアセスメントし，全体をつなげて解決策を見つけることである.

入院中によくみられる BPSD 事例

　ここで事例を紹介する．X氏は90代の女性であり，軽度の認知症であった．入院する2週間前に，家庭の都合で施設入所となった．それまでは，物忘れはあるものの自分の身のまわりのことはどうにかできていた．施設入所し1週間経過した頃より，辻褄が合わない会話が増え，食事摂取量が低下していた．施設のスタッフが話しかけると大きな声で怒鳴り，食事や入浴などを介助すると殴ろうとするため，どのようにかかわってよいのか悩んでいた．その1週間後，朝起こしに行くとぐったりしており，声をかけても何を言っているのかわからない状態であった．身体を触ると熱いため，家族に連絡し救急車を呼んで病院受診した．尿路感染症と診断され，低栄養，脱水状態でもあったため，点滴治療目的で入院となった．入院2日目の夜に，点滴の自己抜去がみられた．その頃から，訪室すると大きな声で怒鳴るようになった．排泄や清潔ケア時は，上手くいくときと，怒鳴り暴力を振るおうとする様子がみられるときがあった．家族が面会し，いつもどおりに声をかけるとX氏の行動は落ち着いていた．

X氏に何が起こっていると考えられるか？

　X氏は，軽度認知症があるため，慣れた環境で同じ生活動作を行うことはできるが，環境が変わるなど新しい状況を理解することは難しく，そのなかで行動することに大きなストレスが生じる．

　X氏にとって施設入所は**環境の大きな変化**であり，トイレや洗面所，食堂などの場所を説明されても覚えられず，今まで行っていたADLが一人ではできなくなってしまった．このことは認知症の中核症状である**見当識障害や判断能力の低下**のため，変化した自分の環境を理解しにくくなっており，知らない場所で自分はどうしたらよいのかわからず，大きなストレスを抱えた状態になっていた．

　次に，BPSDの影響で食事摂取量が減り，低栄養や脱水，尿路感染症が生じた．X氏は，低栄養や脱水，尿路感染症であることは理解していないが，身体の調子が悪く自分にとってつらいことが起こっていることは感じていた．**身体的苦痛が生じていること**が，自分に何が起こっているかわからないことから**心理的なストレス**になりBPSDが重症化していったと考えられる．

　そのようななかでも優しく声をかけられ，トイレに行くことで身体の苦痛がなくなり安心できるときがあった．しかし，**短期記憶障害**があることから途中で何をしていたのか理解できなくなり，不安が生じ態度が一変してしまう状況であった．また，自分の置かれている状況がわからず恐怖心が生じた際には，自己防衛のため，大きな声を出したり，知らない人から逃れようと振り払うしぐさを取ったため，怒鳴り暴力をふるおうとしていると思われてしまった．家族が来ると安心するため，行動は落ち着くことができた．

　高齢者は，生理的老化がみられるため，大きな問題にならないように早期発見が大切である．その実践のために，高齢者の特徴とその人個人の特徴を踏まえ広い視点で観察することが BPSD 出現の予防につながる．

引用・参考文献
1）中島紀恵子・他：老年看護学 系統看護学講座 専門20，医学書院，2005.
2）正木治恵・真田弘美：老年看護学概論「老いを生きる」を支えることとは，南江堂，2011.
3）長谷川和夫：認知症の知りたいことハンドブック，中央法規出版，2006.
4）遠藤英俊：よくわかる認知症Q＆A，中央法規出版，2012.
5）加藤伸司：認知症になるとなぜ「不可解な行動」をとるのか，河出書房新社，2006.
6）田中久美：新人ナースゆう子と学ぶ 高齢者看護のアセスメント，メディカ出版，2012.

入院中の認知症高齢者への治療・ケアの視点

　高齢者は複数の疾患を併せもっていることが多く，身体疾患の治療のために入院加療を必要とする認知症高齢者も増加している．認知症高齢者の場合，身体疾患の治療過程に応じて出現しやすい認知症症状や起こりやすい問題は変化しており，治療過程の段階に応じたケアが必要となる．

　入院直後は身体疾患の治療が優先され，生活に戻るためのケアの比重は低いが，病状の回復とともに身体疾患の治療の比重は低下し，生活に戻るためのケアの比重が増していく．"疾患の治療の視点"と"生活している人"としての視点を併せもち，病状の経過を把握し，タイミングを見極めてケアを変化させていくことが必要である．退院後の生活を見据えて，入院前に保持していた機能維持に向けてケアを変化させることができると，認知症高齢者が望む生活の継続を可能にする．

　ここでは，身体疾患で入院が必要な認知症高齢者の治療過程に応じて，「急性期治療が必要な時期」「急性期治療が安定した時期」に分けて，それぞれの時期におけるケアの視点について述べていく．

▶ 急性期治療が必要な状況における治療およびケアの視点

　急性期治療では疾患の治療が何よりも優先される．緊急度の高い治療のなかでは，苦痛を伴う処置や安静を強いられることも少なくなく，認知症高齢者のBPSDを増悪させる．そのため，認知症高齢者では，治療により疾患の回復を図ると同時に，急激な環境変化や治療に伴う苦痛を最小限にするためのケアが重要となる．

　急性期治療が必要な高齢者の場合，発熱，痛み，脱水や電解質バランスの異常などの身体症状に伴い，軽度の意識障害を引き起こしていることが多い．そのため，入院直後から症状が改善してくるまでの数日間は身体活動性も低く，言葉かけに対する反応は少ない．

　この時期においては，認知症症状よりもむしろ意識障害やせん妄発症に伴う錯乱として出現することが多い．病状の回復とともに意識障害は改善してくるが，酸素投与や点滴，モニター類が装着され，治療や処置は継続されている．医療者は治療を最優先し，治療を妨げないような安全管理上の対応がとられやすく，身体拘束や抗精神薬の使用を余儀なくされる場合が多い．身体疾患の治療に時間を要すると，過度な身体拘束や生活の制限が継続され，容易に身体機能の低下を招く．また，記憶障害や見当識障害への対応が遅れるとBPSDが引き起こされるため，認知症高

齢者への対応はより配慮が必要である．

治療・ケアのポイント

1．異常の早期発見のための全身状態の観察と症状軽減を図る

身体疾患の発症直後は軽度の意識障害を伴っていることも多く，言葉かけに反応することも難しい場合がある．発語が可能な状態であっても，認知症高齢者の場合，身体に生じていることを的確に表現することが難しいため，症状を捉えることや変化を把握することが難しい．症状の表出が難しい認知症高齢者に代わり，全身状態を慎重に観察しながら，病状の変化を把握する観察力が求められる．病状の把握は検査データやバイタルサインに頼ってしまうことが多いが，非言語的に発せられるサインからも回復や異常の徴候を把握できることが多い．苦痛表情や眉間にしわがよるなどの僅かな表情の変化，身体の部分的な緊張や庇うような姿勢，落ち着きになさなどから病状の悪化や異常の早期に発見することができ，また，目の輝きや開眼時間の長さ，反応の速度などから病状の回復を感じることができる．このように，言語的な表出が難しい認知症高齢者から発せられる微弱なサインを丁寧に観察していくことで，これらの変化に気づくことができる．そのためには，看護師が感性を高くもっていることが必要であり，特に異常や苦痛を早期にキャッチし，疼痛や症状の緩和に努めることが重要である．

2．病状の変化に合わせて必要な治療を見定め，治療に伴う苦痛を最小限にする

病状と治療内容を見定めていきながら，必要な治療とケアを判断し，治療に伴う苦痛を最小限にする．

認知症高齢者に病気で入院していることや酸素投与や点滴などの治療をしていることを説明すると，その場では納得するが記憶障害により数分〜数十分後には忘れてしまっている．そのため，身体に装着されている治療のためのチューブ類などは煩わしく，触れたり，取りはずしてしまう．何度説明しても同様の行動が繰り返されるために，治療の継続のために手指へのミトン型手袋の装着や上肢を抑制帯で固定するなどの身体拘束を行うと興奮を助長し，BPSD が引き起こされる．

認知症高齢者にとっては，身体の動きを制限される苦痛や煩わしさを感じているために起こる行動であるが，医療者にとっては必要な治療や処置を行うことが優先されるため，中核症状がある認知症高齢者の心情を察するまでには至らない．看護師は指示のある治療・処置のみを行うのでなく，病状の回復過程を把握しながら，今行っている治療内容は本当に必要かどうかを併せながら検討し，行動の制限や苦痛が最小限となるように工夫する必要がある．持続点滴の場合，経口摂取の可否や量を把握し，点滴量を減らせるかどうかを検討する．点滴量が減少できるようであれば，日中の見守り可能な時間帯に投与することが可能であり，身体拘束による苦痛を軽減できる．必要な治療にのみ焦点を当てるのではなく，今必要な治療の見定め，治療に伴う制限や苦痛が最小限となる方法や工夫を積極的に取り入れていくこ

とが重要になる.

3．環境変化や治療に伴う不安や混乱を最小限にする

　高齢者の場合，老化に伴い聴覚や視覚などの感覚機能が低下している場合が多く，感覚機能の低下が混乱を生じさせていることが少なくない．感覚機能を確認し，低下している場合は眼鏡や補聴器，集音器などを用いて感覚機能を補ったうえでコミュニケーションをとることが基本となる.

　意識障害が改善してくると，認知症症状が明らかになってくる．記憶障害や見当識障害により，「一体，ここはどこだろう」「なぜ，痛いのか」「何が起こっているのか」がわからないために混乱することは当然である．混乱していることを状況に合わせて表現することができず，自分で対処しようとして興奮や攻撃的な行動などが出現する．このような状況においては，混乱を緩和するコミュニケーションが重要であるが，治療優先の現場では，話しかけて返答がないと何もわからない人と判断され，説明することや話しかけることがなおざりにされる．会話のなかでの反応や返答内容から，言語的なコミュニケーションが可能かどうか，可能な場合，どの程度の長さの文章や説明の仕方であれば理解が可能であるか，コミュニケーション能力を確認していき，能力に応じて対応することで混乱の軽減に努める.

　文字を理解できる場合は言葉だけで伝えるのではなく，伝えたい内容を文章にして記すなど，認知症高齢者自身が確認できるような工夫も有効である．ナースコールを押すことを説明しても記憶できない場合は，ナースコールの絵と「用事があるときはこれを押してください」と文章で書いた紙をベッド柵に貼ることでナースコールを押せる場合もある．そして，何度も繰り返し聞いてくる内容は認知症の人にとって心配，気がかりなことと捉え，何度も繰り返し伝え続けることが安心感につながる．その際，伝える言葉の内容だけではなく，言葉を発する看護師自身の表情や口調，伝え方など看護師の感情も同時に伝わるため，視界に入り視線を合わせ，穏やかな表情でゆっくりと説明することが不安を緩和し混乱を防ぐために重要である.

4．せん妄発症リスク要因の予防と発症時の遷延化の防止

　認知症はせん妄発症のリスク要因であり，身体疾患に伴う脱水や炎症，貧血，低酸素血症，電解質バランスの異常などにより容易にせん妄を発症する．せん妄は幻覚や興奮を主とした錯乱として出現することが多い．この時期のせん妄発症は身体疾患が直接的な要因となっている場合が多く，身体疾患の治療が優先される．しかし，身体疾患の回復状況や疲労感などを把握しながら，日中の覚醒を高めるようなケアを取り入れていくことが有効である．ベッド上安静であっても上半身を挙上するなどして視界を広げ，刺激が得られるように工夫し感覚遮断を最小限にする．食事や清潔ケアなど毎日定期的に繰り返される日常生活ケアをとおして生活リズムを確立していくことが，せん妄改善には有効である．身体疾患の治療と並行して日常生活ケアを確立していくことで，せん妄の予防や遷延化を防止することが必要である.

　せん妄を発症した場合は，転倒・転落や身体に挿入されているチューブ類を抜か

れてしまうおそれがあり，安全が守れないという理由から身体拘束が選択されることが多い．しかし，過度な身体拘束は興奮の助長につながる．何があるかわからないから念のために身体拘束を選択するのではなく，本当に必要かどうか，その他の手段や方法で対応できないかを検討し，少しでも早く身体拘束が解除できるような工夫が必要である．

　せん妄改善目的で抗精神薬などの薬剤を使用した場合は興奮や行動の落ち着きだけを評価するのではなく，薬剤により過鎮静の状態になっていないか，ジスキネジアやアカシジアなどの錐体外路症状やパーキンソニズムなどの副作用が出現していないかを併せて観察していくことが重要である．関節の固さや不安定な歩行は転倒を招きやすくなり，よだれが出る場合は誤嚥のリスクを高める．薬剤の効果とともに副作用を併せて注意深く観察し，漫然と薬剤の投与が継続されることがないように薬剤の必要性を検討して使用していくことが大切である．

5．身体疾患発症前の生活をイメージして，ケアに取り入れる

　身体疾患で入院した直後は活動性も低く，発語も少ないため，医療者は認知症高齢者の入院前の生活をイメージすることが難しい．入院前は自宅や介護関連施設などで生活しており，どのような生活習慣であったのか，何を好み，何に不安を感じるであろうかを想像しながら安心できる環境を整える配慮が必要である．

　急性期治療の段階から入院前の生活がイメージできるとベッド周囲の環境整備や日常生活ケアの仕方も変わってくる．病院という制限された生活環境のなかでも，可愛いがっていたペットの写真を枕元に置いたり，愛用していた湯のみ茶碗を使用したりすることが安心感につながることが多い．病院で安心して過ごせる方法や工夫を個別的に考えることが重要であり，安心できる環境づくりには入院前の生活情報が欠かせない．認知症高齢者自身から得られる情報も多くあるが，本人をよく知る家族や介護施設職員から詳細な情報を得ながら，安心して入院生活を過ごせるように配慮していく．

▶ 急性期治療が安定した段階での治療およびケアの視点

　症状の回復に伴い意識障害は改善し，身体の活動性が向上してくる．病院という環境に対して，記憶障害や見当識障害による不安が増強してくるため，安心できる生活環境が整わないことや医療者が認知症症状に適切に対応できないと興奮，帰宅要求や徘徊などの BPSD が容易に出現する．身体疾患の治療の視点だけではなく，認知症を有しながら生活をしている人としての視点を併せもち，自宅や介護関連施設への退院を視野に入れ，入院前の生活機能に近づけるように支援することが重要である．

治療・ケアのポイント

1．環境変化に伴う不安・混乱を軽減する

　記憶障害や見当識障害，判断力が低下している認知症高齢者にとって，病院内の環境は見慣れない場所であり，看護師も見知らぬ人である．病院内は同じような病室が並んでいるため自分の部屋やトイレなどの場所がわかりにくい構造であり，人の出入りが頻繁なため刺激の多い騒々しい環境である．入院前は一人で迷うことなくトイレに行けていても，病院ではトイレまでの距離も遠く，たどりつけないこともある．また，トイレまでたどりつくことができても，自分の部屋がわからず廊下を何度も行き来したり，他の部屋に誤って入ってしまったりすることがある．本人にとっては当たり前の行動であっても，看護師がこれらの行動を目的のない行動や危険な行動として捉えてしまうと行動の制限につながる．認知症の人が動こうとするだけで転倒したら危険という理由から行動を制限してしまうと，興奮や暴力・暴言が引き起こされる．興奮や暴力はそのときの看護師の言葉のかけ方や対応の状況に応じて発生している．

　新しく覚えるときは初めに何回か動作を繰り返すことで覚えられることもあるため，トイレまでの往復路を共に歩いてみることも有効である．一人でも迷うことなくトイレに行けるよう，トイレと部屋の導線上に矢印を付けたり，部屋の入口に目印を付けたりすることで可能になる場合がある．入院前の生活環境とは大きく異なり，常に不安や恐怖を抱きながら混乱した状態で過ごしている．緊張し混乱した状態のなかにあっても，認知症高齢者は今ある環境に馴染もうと自分なりに行動し対処しようとしているのである．看護師は上手く伝えられない，表現できない認知症高齢者の要求や感情を汲み取りながら，考えているであろうことを想像し言葉をかけることで表出を促し，不安や混乱の軽減に努めることが必要である．

2．生活者としての視点をもちながら，生活機能を維持する

　安静や臥床に伴う身体機能は低下する．入院前の生活に戻れるようにするための支援が必要であり，残存機能の維持は入院前の生活の継続につながる．その人は入院する前はどのような動作をどこまでできていたのか，入院前の生活機能を把握できていないと保持した能力を活かすための具体的な日常生活ケアにつながらない．何もできないと看護師が判断してしまうとすべての ADL に介助を行ってしまい，有している能力を発揮する機会が失われてしまう．その結果，機能低下を招いてしまうことが少なくなく，入院前の生活に戻ることが困難になる．安静期間が長く，動作を行う機会がないと失行や実行機能障害が進行し，どのように行えばよいのか動作自体を忘れてしまうことが多い．ADL を拡大していく際は，動作の始めを支えることで，自分で行えるようになることも多い．たとえば，禁食期間が長く摂食動作の失行を認めた場合は，箸やスプーンを手に持たせ，看護師が手を支えながら数口を口まで運ぶ動作を支えることで，その後は一人で摂取することが可能になる．食べないからすべて介助してしまうのではなく，どのような生活機能を有している

のかを把握し，どこを支えれば保持している機能を発揮できるのかという視点をもちながら援助することが大切である．動作を見守る時間をもつことで，保持している生活機能に気づけることも多い．日常生活ケアでは，ケアする側の看護師が当人のできることややりたいことを奪ってしまっていないかを振り返ることが大切である．

ADL拡大や生活機能の維持に向けた実践においては，入院前の生活情報を活かし，できる能力に目を向け肯定的に捉えながらケアを実践し，元の生活に戻れるように支援することが必要である．

3．退院のタイミングを見極める

環境変化に慣れてきても，入院環境は認知症高齢者にとっては居心地のよい環境とはいえない．入院して行わなければならない治療の必要性がないと判断した時点で早期に退院することが望ましく，退院のタイミングを見極めることが必要である．すべての治療を入院中に完結させるのではなく，在宅で可能な治療や処置は在宅や外来で管理できるように地域との連携をとることが重要である．身体疾患が改善してくる段階でADLの低下を推測しながら，家族や在宅介護サービス事業所や介護関連施設職員と情報共有し，不必要な入院による弊害が生じないよう退院調整を図っていく．

退院することを説明すると不安が出現する認知症高齢者も多く，ベッド周囲の物を整理し始めたり，立ったり座ったり落ち着かない行動が出現する場合がある．いつ退院するのか，どこに行くのかを忘れてしまうために不安や焦燥が増強する．カレンダーに退院日の印を付けたり，どこに退院するのかを明記し，面会時には家族からも繰り返し伝えてもらうことで不安の軽減を図り，スムーズに退院できるような配慮も必要である．

引用・参考文献
1）鈴木みずえ編：急性期病院で治療を受ける認知症高齢者のケア，日本看護協会，2014.
2）鈴木みずえ・他：急性期医療における認知症高齢者のための看護実践の方向性，日本認知症ケア学会誌，13（4）：749-760，2015.
3）中島紀惠子編：新版　認知症の人々の看護，医歯薬出版株式会社，2013.
4）湯浅美千代・他：重度認知症高齢患者に対するケアの効果を把握する指標の開発（第1報）─心地よさ "comfort" の概念をとりいれた指標の事例適用─，千葉看護学会誌，13（2）：80-88，2007.

5 認知症高齢者の アセスメントポイント

　認知症高齢者が入院生活を送る際に，看護師がその人の身体的・心理的・社会的な面においてアセスメントすることは何より大切なことである．アセスメントすることは，その人が健康である部分やできていること，不健康である部分やできないことなどを把握し，看護ケアを提供するうえでどのような方法がよいのか方向性を明確にしていくことにつながっていく．アセスメントは次に示す3つのステップで行う．

　①現状を分析し，今起こっている症状や状態がなぜ起こったのか原因を考える
　②現状がどういうことなのか（つまり，こういうことだ）と判断する
　③①と②から今後起こりうることを推測する

　看護師はアセスメントをする際，「起こっている問題」や「その人ができないこと」に視点を置いて情報をとりやすい．ついつい忘れがちになるが，認知症高齢者をアセスメントするときは，「正常に機能していること」や「その人ができていること」に視点を置いて情報をとることが重要である．この両方の切り口から情報を得る必要性を意識することで，認知症高齢者を看ていく視点や行う看護ケアが大きく変わっていく．
　さらに，認知症高齢者にBPSDが起こっているときは，身体的要因，環境的要因，心理的要因，社会的要因が強く関連していることを念頭に置いて多方面からアセスメントする．

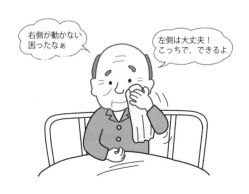

▶ 身体的要因

　　入院している認知症高齢者の身体的要因には，認知症以外の疾患や，その疾患の影響により生じる痛みや呼吸困難，倦怠感などの症状がある．また，脱水や排尿・排便障害，睡眠不足などによる身体の不調もそうである．認知症高齢者は，それらの症状が出ていることを自覚していないことが多いが，身体の不調は感じている．理由がわからないにもかかわらず身体のつらさを感じているため，精神的なストレスが生じやすい．

　　たとえば，認知症高齢者は，のどが渇いてもそのことに気がつかず，促しても水分を摂取しないこともあり，脱水になりやすい．加えて，高齢者はたとえ水分を摂取していても，もともとの体内細胞量が減少していることから細胞内液量が減少して脱水になりやすい．脱水は体内の電解質が異常になるため，脳の神経細胞の活動が妨げられ，様々な混乱症状，不穏，興奮を引き起こす要素になる．そのほかにも，便秘による腹部の不快を感じても，認知症高齢者は何が原因で不快を感じているのか理解できないことによって，その不快感による混乱から「ここにいてはいけない」などの不安感が生じ，安心する場所を求めて歩き回る行動などにつながる．

　　認知症高齢者の全身機能のアセスメントは大切であり，特に病気やけがなどの影響で身体的苦痛を感じるようなことが起こっていないか，次に示すポイントをアセスメントする．

十分な栄養は摂れているか

　　おなかが空いているということに気がつかなくても，おなかが空いて不快だということは感じている．栄養が満たされていないと，身体を動かすことに倦怠感が生じる．

脱水症状は起こしていないか

　　前述のように，認知症高齢者は脱水症状を自覚しにくい．そのため，皮膚の乾燥状態や口腔内の乾燥の有無，微熱などはないかを観察しアセスメントする．

排泄パターンは整っているか

　　便秘や下痢は不快を生じる．認知症高齢者は不快が生じている理由を認識しにくいことに加え，慣れない環境で排泄行動をとることが困難になる．さらに排泄に関する失敗は，羞恥心などからも不安が生じる．

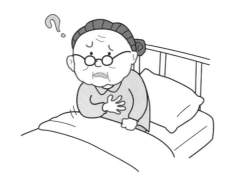

睡眠パターンは整っているか

昼夜逆転や不眠により身体の不快が強く感じられると不安になり，感情のコントロールがつきにくい．

運動機能に障害はないか

麻痺などを起こしている自覚がなく，自分の思うように身体が動かないことに苛立ちを感じる．これ以外にも，身体面において不快が生じていないかアセスメントする．

▶ 環境的要因

入院生活は，慣れない環境，安静や点滴，身体拘束などによる行動を規制する行為により BPSD が重症化することがある．また，刺激を与えたほうがよいと思いテレビをつけたままにしておくことにより，テレビの何気ない音が自分を攻撃する声に聞こえ，さらにテレビは次から次へと場面が変わるため，混乱からパニック症状を引き起こす場合もある．認知症高齢者のなかには，何でもない場所にいても空間認識ができないことから圧迫感を抱き，壁を押し返そうとする行動などがみられる人がいる．このような症状のある人にとって，周囲の早い動きは恐怖となるため，ケアを行う際に近づく場合も，ゆっくりとした動きにする必要がある．

認知症高齢者がよりよく生活を送るために環境は重要であり，特に入院環境のようにふだんと異なる環境においては不安が生じやすい．次に挙げるポイントを踏まえて認知症高齢者の環境について情報収集し，安心できる環境であるかアセスメントする．

入院する病室の環境をどのように感じているか

入院する前の環境と病室の違いを把握する．部屋の広さや壁の色，天井の高さ，トイレへの移動経路などの違いを確認し，認知症高齢者が環境の変化に馴染めるよ

うに説明を加えたり，目印をつけたり配慮する．家族に，馴染みのある物（枕やパジャマ，箸や湯呑，写真など）の持参が可能か確認する．

病室で季節や日付，時間を認識しやすいか

入院すると生活のリズムも変化しやすく，日付や時間の感覚がわからなくなり，認知症高齢者は「今日は何日だろう」「今は何時頃なのだろう」とわからないことで不安が増強しやすい．その人が活用できるカレンダーや時計は用意されているか，また置かれている位置は適切かを確認する．

集中できる環境であるか

認知症高齢者のなかには注意障害がある人もおり，何かしているときにほかの刺激を受けることによって行動が中断されることがある．たとえば，食事中に，看護師が隣の難聴がある患者に大きな声で話しかけると，何が起こったのかわからず食事を中断してしまうことがある．その人が，どのような環境であれば食事を続けられるのか把握する．

安全で安心できる環境か

疾患を治療するために入院すると，医療処置が必要になる．そのため，点滴をはじめ，心電図モニタ，膀胱内留置カテーテルなど医療機器が使用されるが，それらは認知症高齢者にとって馴染みのない不要なものであることが多い．これらをどのように受け止めているのか，安心するためにはどのような工夫が必要か，本人の表情や言動から確認する．

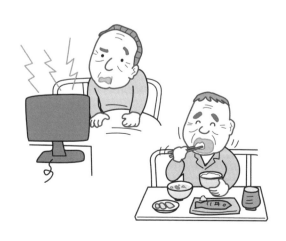

▶ 心理的要因

　認知症の初期段階では特にいつもと異なる自分を自覚することがあり，不安や孤独，おそれなどによるストレスが生じやすい．周囲の特別ではない対応も"自分のことを馬鹿にしている"などと感じ，怒りを覚え，暴言暴力とみられる行為につながることもある．トイレの場所がわからないことで生じてしまった失禁により自尊心が低下することもある．加えて，失禁したことを指摘されることによっても自尊心が傷ついたり，怒りを感じたりすることがある．

　心理的な要因について，それぞれ次に示すポイントでアセスメントする．

心理的に落ち着いた環境であるかアセスメントする

1．自分の役割や社会参加を実感できる環境であるか

　入院生活のなかで，治療方針決定時やその日の過ごし方を計画するうえで，本人の希望が確認されないまま，知らないあいだに方針が決まっており，疎外感を感じていることがある．

2．易怒性や感情失禁が生じる原因は何か

- 周囲の人が気づかないあいだに，認知症高齢者はもの忘れを自覚していることがあり，そのことは不安につながる．その結果，焦燥感が募って易怒性が出現する．
- 「声をかけただけで，大声で怒鳴られた」といった場合，認知症高齢者にとっては視界に入る前に，急に近くで声をかけられたため，驚き「こわい」という感情から易怒性が生じた可能性がある．

3．活動することへの意欲があるか

- 脳の神経細胞が減少したことにより，何かをするときに今まで以上に脳をはたらかせなくては周囲についていけなくなり，自発性や意欲が低下することがある．
- 今まで参加していた活動への参加や趣味をしなくなる．認知症が進行すると，ADL も自分では行わなくなってしまう可能性がある．
- 上記以外にも，現在，自分はどうしたい，どうなりたいと考えているのかなど，認知症高齢者が抱く心理面においてアセスメントする．

▶ 社会的要因

　今まで家族や周囲の人から慕われていた人が，認知症により不可解な行動をとっていることで，周囲の人々も混乱している可能性がある．そのため，かかわり方がわからず否定したり叱ってしまうことがあり，認知症高齢者にとって安心できない環境になっているのかもしれない．

　認知症高齢者の現在の状況だけではなく，今まで生きてきた経過のなかでどのよ

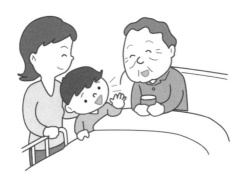

　うな人間関係であったのか，どのような仕事をしていたかなどの情報は，その人が何を大切に生きてきたのかを知るうえで重要な情報になる．

家族，周囲の人との今までの関係，現在の関係はどうであるのかアセスメントする

①家族構成，配偶者や子どもとの関係，周囲の人との関係はどうか
②今までの業績（仕事や家庭での役割）は何か
③社会資源の利用状況（これから利用する意思があるか）
④経済的問題はないか

　さらに，認知症高齢者自身が今までどのような環境で過ごし，どのような人生を歩んできたかの情報を得て，どのような療養の場に生活を戻そうと考えているのか確認しアセスメントしたうえで，認知症高齢者およびその家族と共に入院環境を整えていく必要がある．

引用・参考文献
1）正木治恵，真田弘美：老年看護学概論「老いを生きる」を支えることとは，南江堂，2011.
2）中島紀惠子：認知症の人々の看護，医歯薬出版，2014.
3）加藤伸司，認知症になるとなぜ「不可解な行動」をとるのか，河出書房新社，2006.
4）田中久美：新人ナースゆう子と学ぶ　高齢者看護のアセスメント，メディカ出版，2012.
5）田中久美編：一般病棟における認知症患者のBPSDに対する看護ケア，看護技術，60（6）：10-57，2014.

第2章

入院中の認知症高齢者への対応

① コミュニケーション

▶ 認知症高齢者にとってのコミュニケーション

「コミュニケーションはラテン語のコミュニカーレ（communicare：共有）が語源である」[1]とされている．一方通行ではなく，人と人との間で双方向に情報や自分の欲求，気持ちなどを言語的・非言語的に伝達し共有することを言う．相手からのメッセージを受け理解することと，相手にメッセージを送り伝えることが含まれる（図）．

私たちは，コミュニケーションを介して他者との関係を築き，結びつきを得て社会生活を営んでいる．コミュニケーションは私たちの生活の基盤と言える．介護老人保健施設に入所している認知症高齢者のニーズを調査した研究結果によると，介護老人保健施設入所中の認知症高齢者は「人とつながっていたい，自分の生活の仕方・ペースを保ちたい，自分で何かやりたい，健康を保ちたい，周囲の人にはこのように自分と接してほしいというニーズがある」[2]ことが明らかにされている．認知症高齢者も自宅・医療機関・介護施設など，どの場所で生活していようとも，自分らしく社会とのつながりをもち生きていきたいというニーズがいつも心の底にあると思われる．自分の存在意義を感じながら社会のなかで他者と共に生きるには，コミュニケーションは欠かせないものである．

「コミュニケーションは脳の様々な部位が，場面に応じてネットワークを形成しながら適正に働くことによって成立する」[1]．しかし，認知症の人は病状の進行と

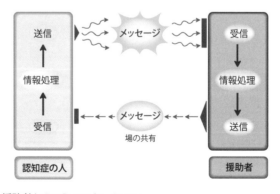

図　認知症の人と援助者とのコミュニケーション
（北川公子：認知症におけるコミュニケーション，新版認知症の人々の看護，中島紀惠子責任編集，医歯薬出版，2013，p.97．より引用）

ともに脳の損傷が広がり，記憶障害，見当識障害，思考・判断の障害，注意集中の障害などの中核症状が進行する．そのため，通常私たちが行っている，相手が言葉に出さない部分の意味を汲み取るといった深い理解や，言語機能の低下により伝えたい事柄を正しく相手に伝えることが難しくなるなど，コミュニケーションに支障が生じる．そのうえ，加齢による感覚機能の低下によって難聴，視力低下，視野狭窄などの日常生活への影響も加わるため，コミュニケーションの不足から社会とのつながりが脅かされ，生きる意欲を失いかねない状況にあり，私たちの積極的なコミュニケーションが求められる．

▶ 入院に伴う認知症高齢者のコミュニケーションへの影響

　入院により，認知症高齢者は顔馴染みの人や見慣れた物に囲まれた生活から，非日常的な環境での生活を強いられることになる．これまで生活していた物理的空間やプライベート空間との違いや，固有の生活リズムから集団スケジュールへの変更など，様々な生活の落差を感じているはずである．これまでかかわりのなかった医療・介護職員との新たな関係を築く必要にも迫られる．しかし，医療・介護職員からの言葉が一方的で指示的だと感じたり，専門用語が理解できなかったり，また，だれに話しかけてよいかわからないなかで，コミュニケーションの戸惑いが生じやすい．何らかの身体疾患をもって入院となった認知症高齢者にとって，疾患から生じる痛みなどの症状，不眠などの身体的な不調そのものも自らを脅かす体験であり，かつ記憶障害や見当識障害により，入院したこと自体を覚えていない，今自分がいる場所や目の前にいる人がだれかわからないなどによって混乱や不安を招きやすい．

▶ 認知症高齢者とのコミュニケーションの基本

　では，どうしたら認知症高齢者と効果的なコミュニケーションができ，認知症高齢者が入院中でも自分らしく社会とのつながりをもち生活できるのだろうか．
　「認知症の人とのコミュニケーションは，ともすると表面的で，平凡で，相手を見くだしたものになりがち」[3]だと言われている．認知症高齢者に対し，言ってもわからないし満足に受け答えできないという先入観や，忙しくて時間がないので「待っていてね」と言って話を聴かずそのまま時間が過ぎるのを待つという姿勢を，気づかないうちにもってはいないか振り返る必要がある．認知症高齢者とコミュニケーションをとるとき，まず大切なのは，私たちが一人の"人"として接することである．そして，対等な立場であることを認識し，相手に与え，また相手から学ぶ相互理解の姿勢をもつことである．
　認知症の人は記憶障害が必ず起こる．特に認知症高齢者に顕著なのは，その人が体験した出来事の記憶（エピソード記憶）の障害である．しかし，「感情を伴う記憶は残りやすいこと，また出来事そのものは忘れてしまっても，そのときに味わっ

た感情は残る」[4]と言う．たとえ今自分がいる場所や自分が話をしている人，どんな話をしているかがわからないとしても，目の前に一緒にいる人とコミュニケーションをとっているこの環境や時間が心地良いか心地良くないか，一緒にいる人は自分のことを思い大切に接してくれているか接してくれていないかを認知症高齢者は感じ取っている．コミュニケーションをとるときには，時間の長さではなく，たとえ短時間でもこの人と話ができてよかった，嬉しかった，楽しかった，安心したなどの快の感情がもてるようにすることが大切になる．そのためには，できるだけ落ち着いた気持ちで声をかけ，優しいまなざしとにこやかな笑顔で視線を合わせて話す，相手のペースに合わせる，うなずいたり相槌を打ったりしながら話を聴く，間違った言動に気づいても指摘せず受け入れるなど，共感的態度と関心をもってコミュニケーションをとることが好ましい．

　また，表情や視線，身振り，声の調子，服装などといった非言語的コミュニケーションも上手に活用する．理解力や判断力が低下している認知症高齢者にとって，目に見える手がかりである非言語的コミュニケーションの果たす役割は大きい．たとえば，相手との距離は近いほど親密な雰囲気をつくり出す．話をする内容や，認知症高齢者の状況に応じて，適切な距離を保つことも意識するとよい．ただし認知症高齢者には，私たちが親しみを込めてとった距離を脅威と感じることや，難聴があるため大きく伝えた声が怒られていると感じることもあるので，その人に合った非言語的コミュニケーションの活用が必要になる．

▶ 認知症高齢者が喪失するコミュニケーション能力

　認知症高齢者は，病状の進行とともにコミュニケーションに不可欠な能力や機能を喪失することが避けられない．はじめは話題に関心をもち続けられなくなったり，私たちが通常会話をするスピードの速い話や複雑な内容を理解できなくなったり，返答の言い間違いが増えてきたりする．もう少し進行すると，固有名詞が出てこなくなり「これ」「あれ」「それ」といった代名詞が増えたり，会話に集中することが難しくなったりする．また，話の内容や出来事を覚えていないため何度も同じことを繰り返し聞いたり，こちらから話をした内容への返答に時間がかかるだけでなく，問いの内容と異なる返答をしたり，返答がないまま別のことに話題や関心が次々と移ってしまうこともある．歩行能力が低下してベッド上での生活が増えてくる頃になると，言葉の意味がほとんど理解できなくなってくる．やがて，発話は単語レベルという状態へと変化していく（表）[5]～[7]．

▶ "残されている力" を生かすコミュニケーションの工夫

　認知症の進行によって喪失するコミュニケーション能力がある一方で，残された能力（強み）を生かしたコミュニケーションの視点が重要である（表）．
　軽度のころには，日付はあいまいになってくるが自分が今いる場所や人物の見当

表　認知症高齢者の重症度と各段階に応じたコミュニケーションの工夫

	軽度	中度	重度
喪失するコミュニケーション能力	・時間の見当識を失う ・思い出したことをうまく説明できないことがある ・そのときの話題に関心を持ち続けられなくなる ・話題の一貫性やまとまりがなくなる ・時により確認や説明が必要になる ・適切な語彙の使用頻度が少なくなる ・スピードの速い話や込み入った会話の内容を理解できなくなる	・時間と場所の見当識を失う ・周囲の状況が把握できない ・曖昧な話し方になり混乱したり，話題の一貫性がなくなったりする ・注意を集中して話題にとどまることが難しく，内容がテーマから逸れることがある ・質問に対し見当はずれの返事がみられることがある ・文章を間違えることが増える ・見聞きしたことの誤解が多くなる ・代名詞を多く使うようになる ・語彙が限られてくる ・沈黙の時間が長くなる	・時間・場所・人物に対する見当識を失う ・現在の状況に関する認識がほぼ失われる ・周囲への興味や関心が薄い ・書く能力はほぼ失われる ・読む能力は残っていないことが多い ・身振りを認識する能力が低下する ・会話を続けることが難しくなり，話すことができない ・理解力や文法力が低下する ・発語が難しくなる
残されたコミュニケーション能力	・場所・人物の見当識は保たれている ・周囲の状況を把握している ・話し言葉は流暢で，文法的な間違いも少ない ・音韻には比較的問題がない ・言語的なコミュニケーションが成立 ・書き言葉も意味の理解が可能	・忍耐力や理解力のある人は言語的コミュニケーションが可能 ・文字を読む能力と書く能力はある程度保たれている ・音韻には比較的問題がない ・視覚的刺激や非言語的コミュニケーションに対して反応できる ・確立された習慣的な行動は失われることなく行われる	・自分の名前を書いたり，仮名で書かれた単語を読んだりできる人もいる ・相手の言ったことをそのまま繰り返す復唱能力は多くの人に保たれている ・感情は残っている ・身体に触れると反応できる ・伝えることができる以上に理解がある ・非言語的な何らかのメッセージを理解したり発したりできる
残された能力を生かすコミュニケーションの方法	・わかりやすく直接的な言葉の使いまわしをする ・正しい言葉を使う ・相手のペースに合わせる ・要約したり，言い直すことで会話が継続するように心がける ・メモを活用する	・長い文章や複雑な文章は避け，短く単純な言葉を使う ・視覚的な刺激を与えられるようにする ・二者択一で答えられるような質問を活用する ・非言語的メッセージを活用し，言葉で伝えたことを補足する ・答えるのを少しのあいだ待つ ・文章や単語を理解できない様子のときは，わかりやすい言葉で言い換える	・残っている言葉を大切にする ・非言語的メッセージを積極的に活用する ・話すときには通常の2倍くらいの時間をかけてゆっくり話す ・感情にはたらきかけるよう笑顔や声の調子，明るく柔らかな雰囲気などに気を配る ・話しているあいだ安心できるよう軽く身体に触れる ・発せられる非言語的メッセージを見逃さないようにする

識は保たれており，周りの状況も把握している．理解力の低下も進んでいないため，普通の会話でほぼ内容は伝わる．正しい言葉を使い，相手のペースに合わせて話をする．書き言葉も意味の理解は可能なため，大事なことはメモを書いて伝えるとよい．

中度のころには，自分が今いる場所がわからなくなってきて，周りの状況が把握できなくなってくる．書き言葉や話し言葉の理解も困難になってくるが，視覚的刺激や非言語的コミュニケーションには反応できる．そのため，身振りや表情を活用したり，実物を見せて伝えたりするなどの工夫をする．読む能力はある程度保たれていることが多いため，短い言葉やイラストを加えたメモを活用するのもよい．また，1つの内容を聞くときは1つの質問をしたり，「昼食の味はどうですか？」のようにオープン・クエスチョン*1で返答がないときは，「昼食はおいしいですか？」のように「はい」「いいえ」など二者択一で答えられるようなクローズド・クエスチョン*2を活用したりする．

重度のころには，現在の状況に関する認識がほぼ失われ，周囲の出来事への興味や関心も薄くなる．相手からの言語的・非言語的メッセージを理解することだけでなく，自分の意思を他者に意図的に伝えることも困難になる．クローズド・クエスチョンが特に有効となるが，どちらか一方の答えを強要する特徴をもつことを認識して活用する必要がある．また，言語以上に何らかの非言語的メッセージを身体全体で発していることにも注目する．認知症が進行した状態であってもコミュニケーションのときに味わった感情は残るため，重度の段階だからこそ，返答がなくても心を込めて軽く身体に触れながら言葉をかけたり，微弱だけれども精一杯発している非言語的メッセージに敏感に気づき反応したりする姿勢が大切である．

＊1　オープン・クエスチョン（開いた質問）：回答の範囲を限定せずに相手に自由に答えさせる質問[8]．
＊2　クローズド・クエスチョン（閉じた質問）：回答の範囲を限定した質問[8]．

▶ 認知症の BPSD とコミュニケーション

認知症高齢者に高頻度でみられる行動・心理症状（behavioral and psychological symptoms of dementia；BPSD）は，病院では対処の難しい困った行動とみられることが多い．しかし，その人が示す何らかのメッセージという見方もできる．たとえば，知らない場所に連れてこられ何をどうすればよいのかわからず「落ち着かない」，見たこともない物で何をされるかわからず「こわい」などの混乱や不安な気持ちをストレートに言葉で伝えることができずに，多弁・多動の行動として出現している可能性もある．私たちはこのような場面で，どうコミュニケーションをとるとよいだろうか．

BPSD の背景・要因には何らかの不快な感情があることを前提に，どんなことが気になっているかをまずは落ち着いて本人に聞き傾聴し，気持ちを受け止める姿勢を伝える．そうすると，快の感情が導かれ BPSD が軽減する可能性もある．また，

　何らかの身体症状がBPSDの誘因と考えられる場合，良好なコミュニケーションが不快な症状を紛らわせ，BPSDを軽減することにもつながるため，速やかに適切な身体症状への対応を行う．認知症高齢者が何を伝えようとしているのか理解しようとするとき，生活史が手がかりになることもある．これまで何を大切に生活してきたか，好きなこと・ものなどにも関心を寄せて，認知症高齢者が伝えようとしていることを想像し，汲み取ることが大切である．

引用・参考文献
1）三村 將・他：認知症のコミュニケーション障害；その評価と支援，医歯薬出版，2013，p.8.
2）奥村朱美・他：介護老人保健施設入所中の認知症高齢者のニーズの特徴，老年看護学，13(2)：100，2009.
3）エリザベス・マッキンレー，コリン・トレヴィット：認知症のスピリチュアルケア こころのワークブック，新興医学出版，2010，p.16.
4）飯干紀代子：今日から実践 認知症の人とのコミュニケーション，中央法規出版，2015，p.15.
5）前掲4），p.92-97.
6）日本認知症ケア学会編：認知症ケアの実際 I 総論，ワールドプランニング，2006，p.48-49，p.53-54.
7）北川公子：認知症の人びとの看護，第3版，医歯薬出版，2017，p.127-128.
8）前掲4），p.56.

療養環境の調整

　いま，あなたが次のような状況に置かれているとしたら，どのように感じるだろうか．

> 　「あなたは，ベッドの上で眠っていて目が覚めたところです．ここはどこなのか，いつからいるのか……よくわかりません．すると，白色の服を着た人が近づいてきました．この人たちはだれ？　2人があなたの左右に立ちました．何か話していますが，よく聞きとれません．そのうち，服のボタンをはずされ，脱がされ始めました．あなたは必死で服を押さえて『何をするの！』と拒みますが，相手は2人がかり，到底かないません．あなたは必死に拒んでいるのに，なぜかその2人は笑っています……」

　これは，認知症者から実際に発せられた言葉を集めて，清拭の援助場面を表したものである．認知機能障害を抱える人は，環境を適切に認識することが困難となる．看護師にとっては見慣れた光景や特別な意図がない行為であっても，認知症者が同じように認識するとはかぎらない．認知症者の「嫌だ！」「よくわからない……」といった言動の背景には，実はこのような体験があるかもしれない．

▶ 療養環境とは

　ここでは「療養環境の調整」を取り上げるが，この言葉からナイチンゲールを思い浮かべる看護職は少なくないだろう．ナイチンゲールは著書『看護覚え書』のなかで，「看護とは，新鮮な空気，陽光，暖かさ，清潔さ，静かさを適切に保ち，食事を適切に選択し管理すること—こういったことのすべてを，患者の生命力の消耗を最小にするように整えることを意味すべきである」[1]と述べている．人の健康は，環境に影響を受ける．療養環境を適切に整える意義は，認知症者の場合も同様である．むしろ，環境を認識する能力である認知機能に障害を抱えるからこそ，より重要と言える．また，認知症者を取り巻く環境は，設備やインテリアなどの「物理的環境」だけではない．援助者の意識やかかわり方の「社会的環境」，施設の方針やサービス内容の「運営的環境」の3側面からの検討が求められる．

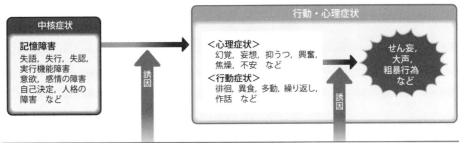

図1　認知症の中核症状と行動・心理症状の関連
(柿川房子, 金井和子編：新時代に求められる老年看護, 日総研出版, 2000, p.272. より引用, 一部改変)

▶ 不適切な療養環境による認知症者への影響

　　認知症者にとって, 不適切な療養環境は大きな不利益を生む. 図1に示すように, 認知症者は中核症状を抱えて生活するなかで, 様々な環境刺激を受ける. それらが誘因となり, 興奮・焦燥・不安などのBPSDを生じることがある. BPSDは, 認知症者本人・家族に苦痛をもたらし, QOLを損なうものである. 援助者が対処に悩み, 職務満足度や士気にかかわることもある.

　　認知症者と環境の関連を理解し, 適切な環境を整えるうえで, 「環境の圧力」[2]という考え方が役立つだろう. 認知症者は環境から受ける刺激が不適切な, 過度なものである場合, 適切に対処する力が低い人はイライラしたり, 引きこもったりしてしまう. 一方, 環境から受ける刺激が過小なものである場合, 実行能力が高い人は, 自分自身が刺激源になるように反応し, たとえば, 不機嫌になる, 大声で叫ぶ, という行動がみられることがある. BPSDを緩和するためには, まずは環境の適切さを検討することが求められる.

▶ 認知症者の環境認識に影響を及ぼす要因

　　表に, 認知症者の環境を認識する力に影響を及ぼす主な要因をあげる. 認知症者の環境認識を考えるうえで, 原因疾患の理解が役に立つ. ここでは主な原因疾患であるアルツハイマー型認知症（Alzheimer's disease；AD）とレビー小体型認知症（dementia with Lewy bodies；DLB）を取り上げて考えたい.

　　アルツハイマー型認知症は, 記憶障害, 見当識障害を抱えることが特徴である. 住み慣れた自宅では, 身のまわりのことがおおむね自分ででき, トイレに迷わず行くことができていた人であっても, 入院した途端, 見慣れぬ物に囲まれ, 初めて出

表　認知症者の環境を認識する力に影響を及ぼす主な要因

感覚器官の加齢性変化	• 視覚の変化（視力低下，色覚の変化，光覚の変化） • 聴覚の変化（純音聴覚閾値・語音弁別能の変化，補充現象） • 嗅覚，味覚の衰え • 皮膚感覚機能の変化（温・冷感の鈍麻）
認知症の症状	• 記憶障害 • 見当識障害（時，場所，人物が正しく認識できない） • 空間認知障害（物と物，自分の身体と物との空間的位置関係の把握が困難） • 妄想（物盗られ妄想，嫉妬妄想など） • 幻覚（幻視，幻聴，幻触など） • 誤認（人や物を誤って認知する） • 鏡現象（鏡に映った自分に，他人に対するように振る舞う） • 心理症状（不安，焦燥など）

会う医療者を覚えられず，不安や焦燥感が高まり，安静を保てなくなることがある．視空間認知障害を抱える人は，物と物，自分の身体と物の空間的位置関係を正しく把握することが難しい．たとえば，車椅子から椅子へ移るときにうまく座れず，バランスを崩して驚き，怖い思いをすることもある．

　レビー小体型認知症の主たる症状には幻視，錯視がある．たとえば，足元にうさぎが見えたり，ハンガーにかけた服を人と見間違えたり，丸めて椅子に置かれた布団が幽霊に見えたり，壁の線状の汚れが水流に見えたりすることがある．

　このように，認知機能障害のために，既知感がもてず，戸惑いや不安恐怖など不快な思いを抱きながら生活している人が，あなたの近くにもいるのではないだろうか．

　また，認知症者の多くが高齢であり，身体機能に加齢性変化が生じている．このうち，感覚器官の変化が環境認識へ及ぼす影響は大きい．視覚の変化には，視力低下，色覚の変化，暗順応・明所視の低下がある．たとえば，色覚には青色と緑色の判別が難しくなるという変化が生じる．聴覚の変化には，純音聴覚閾値の変化（高音域の聴力が低下），語音弁別能の変化（息がこすれるような音は聞き取りにくい），補充現象（小さな声は聞こえにくく，大きな声は耳に不快に響く）がある．高齢の認知症者にかかわる際は，認知機能障害と感覚器官の加齢性変化を併せもつことを考慮する必要がある．

▶ 認知症者は環境をどのように感じているか

　認知症者は，認知機能障害を抱えるために健常時と異なる体験をしている．認知症者の体験について，クリスティーン・ボーデンの著書『私は誰になっていくの？アルツハイマー病者からみた世界』から多くを学ぶことができる（図2）．

　たとえば，音はどこから聞こえてくるのか，その音が何の音なのかを知ることは難しく，かなりの時間がかかるという[3]．これを踏まえて病院の療養環境について考えてみると，病室に入ってくる人の足音，ワゴンの車輪の音，医療機器のアラー

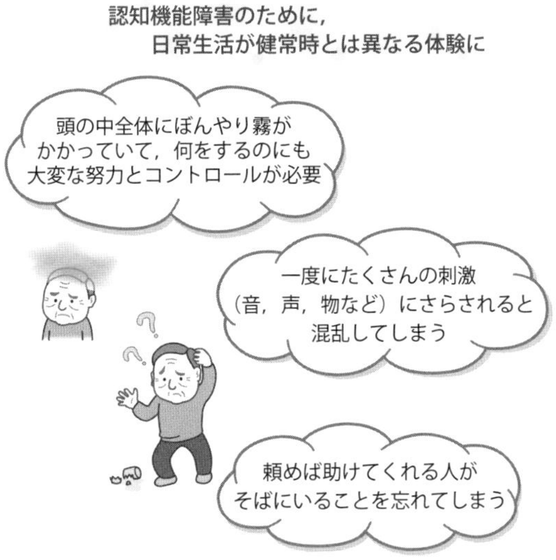

認知機能障害のために，
日常生活が健常時とは異なる体験に

頭の中全体にぼんやり霧が
かかっていて，何をするのにも
大変な努力とコントロールが必要

一度にたくさんの刺激
（音，声，物など）にさらされると
混乱してしまう

頼めば助けてくれる人が
そばにいることを忘れてしまう

図2　認知症者が体験している世界
（クリスティーン・ボーデン著，桧垣陽子訳：私は誰になっていくの？ アルツハイマー病者からみた世界，クリエイツ
かもがわ，1998/2003，p.73-95. を参考に筆者作成）

ムなど，病院で聞こえる音は認知症者にとって理解しにくいものであふれていることに気づく．また，「トイレに行きたいときはいつでも声をかけてください」という声かけに対して，「はい」と答えた高齢者が数分後に一人でトイレへ行こうと立ち上がっていたというエピソードと同様の経験がある看護師は少なくないと思う．ボーデンによると，「誰かすぐ横にいるのでもなければ，そこに人がいることも，助けてもらえることも思い出さない」[4]という．これを踏まえて本人の体験を考えてみると，"看護師を呼ばない"のではなく，"助けてもらえることを思い出せない"のかもしれないという可能性に気づく．

　適切な療養環境を整えるためには，本人の視点を重視する必要がある．本人の体験に関心を寄せて，"もし自分がそのような体験をしていたら何を望むか？"を考えながらかかわることが，先に述べた「社会的環境」の調整につながる．

▶ 療養環境を整えるための考え方と実際

　療養環境を整えるうえで基盤となるのは，認知症者本人の視点を重視し，本人の体験を想像することである．これを手掛かりとして次の4つの視点，①心地よさが感じられる，②ここにいてよいと感じられる安心感がある，③今もっている力を発揮できる，④安全への配慮がある，を満たす環境となるように整えるとよい．前項までに述べてきた認知症者と環境との関連を踏まえて，認知症者が環境から受ける刺激を整えるケアについて次に述べる．

記憶障害，見当識障害を補う

既知感がない，日・時・場所がわからない不安や心地悪さ，居場所のないつらさは，われわれの想像を超えるものだろう．自宅であれば，見慣れたカレンダー，時計などで補われていたが，入院したために適切な道具が活用できなくなり，現状が理解できず，不安や焦燥感を抱いている認知症者は少なくない．初めて目にするカレンダーでは日付を読み取ることができないが，使い慣れたカレンダーであればわかる人がいる．気温や湿度など情報量の多いデジタル時計から時刻を読み取ることはできなくても，ふだん使っている長針・短針の入ったアナログ式の腕時計であればわかる人や，逆にデジタル時計であればわかる人もいる．また，毎日，新聞を見て日付や曜日を確認することを習慣にしている人もいる．“夕方になったら決まったテレビ番組を見る”といった日課や1日の生活の流れによって見当識障害を補っている人もいる．このような個別的な工夫・対処を本人・家族から聞き，入院後すみやかに，日付や現在の時刻を本人が確認できる環境を整えるとよい．また，使い慣れた生活用具，大切にしている物，名前入りの物，家族や親しい人の写真などが身近にあることは，「ここにいてもよい」と感じ，心が安らぐ環境づくりに役立つ．物品を身近に置くとともに，交わす話も工夫できるとよい．時計を一緒に見ながら「いまは11時です．あと1時間で昼食です」と話すなど，時刻を意識できる話題を細めに会話へ取り入れることや，「この写真は○○さんですね．良いお顔ですね」「○○さん宛てのお手紙ですね．お子さんから届いたのですね」といった，本人が自分の存在を確かめられるような会話は，安心をより強めることにつながる．

不適切な刺激を減らし，よい刺激を増やす

入院中は，倦怠感や疼痛，療養に伴う拘束感，不安など心身に苦痛を抱えることが多いが，認知症者はそれらを適切に認識することが難しい．認知症者が発するサインをとらえて，苦痛が和らぐように必要な処置，ケアを実施することが重要である．

音や光，室温については，不安げな，落ち着かない様子がないか，心地よさそうな様子があるかを確かめて整える．たとえば，足音や扉の開閉音，気が散って落ち着かないような物音，人の声がないか，静かすぎないか，光が眩しすぎるまたは暗すぎることがないか，床の照り返しで見えにくいところはないかなどである．自分の話し声についても振り返るとよい．難聴がある人に大きな声で話しかけることがあると思うが，補充現象のため不快に耳に響くかもしれない．「このぐらいの大きさで聞こえますか？」と尋ねたり，話しかけたときの相手の反応を確かめたりしながら，自分の声量や話し方を調整することで，認知症者が受ける刺激を心地よいものに変えることができる．

あるとき，食事摂取量が急に減った高齢者がいた．食事中の様子をよく見たところ，新しく入院した患者の声や医療機器の音が気になり，食事に集中できなくなっ

ていたことがわかった. そこで, 声や物音の刺激を減らすため, 自室より静かな食堂へ移動して, 食事を摂ってもらうようにしたところ, 以前のように食べられるようになった. このように, 環境を適切に整えることは, 認知症者がもつ力を引き出す支援にもなるのである.

危険を避けるために, あえて目につきにくいように環境を整えることもある. 正しく状況をとらえ, 判断することが困難な認知症者にとって, 誤飲や誤使用を招きやすいもの (洗剤, 芳香剤, 洗浄料, 処置用物品や薬品など) は目に触れにくいところに置く, 一人で通ると危険な階段につながる扉は周囲と同系色の衝立で隠すなど, 安全を保つための環境調整は必須である. このような考え方は, 点滴注射や膀胱留置カテーテル, ドレナージチューブなど医療処置を実施する際も活用できる. 目につきにくいように, 少なくとも違和感を抱きにくいように, 本人にとって馴染みのあるタオルやスカーフ, 好む色のものを目隠しに使うなどの工夫ができる. また, アルツハイマー型認知症が進行した場合, 鏡に映る自分に対して他人のように振る舞ったり, 怒ったりする鏡現象を生じることがある. 鏡に向かって長時間怒っている, 鏡が気になって落ち着かないなど, 本人にとって苦痛, 危険な場合は, 鏡を取りはずす, 目隠しをするなども検討する必要がある.

不適切な刺激を減らし, よい刺激を増やすためには, 五感にはたらきかけるとよい. 本人や家族に好みを聞き, 好きな音楽, 好む色の衣類やタオル, 嗜好品の香り, 肌触りのよい寝具やタオル, クッションなどを, 反応をみながら取り入れてみる. 本人が好む感覚に注目して, それを生かすとより良い. このとき, 感覚器官の変化に対して眼鏡, 補聴器などの補助具を使用している場合は, 適切に使用し, 刺激を適切に受け取れるように援助することを忘れてはならない.

療養環境の調整には, 「物理的環境」「社会的環境」「運営的環境」の3側面からのアプローチが必要である. そのため, 抜本的な改善には組織をあげた取り組みが欠かせない. しかし, 個人で始められるものもある. これを機に, 認知症をもつ本人の視点から療養環境について考え, より良い環境につながる工夫を一つでも思い浮かべてもらえれば幸いである.

引用・参考文献
1) フロレンス・ナイチンゲール著, 湯槇ます・他訳: 看護覚え書, 第5版, 現代社, 1860/1998, p.2-3.
2) パム・ドーソン・他, 山下美根子監訳: 痴呆性高齢者の残存能力を高めるケア, 医学書院, 1993/2002, p.20-23.
3) クリスティーン・ボーデン著, 桧垣陽子訳: 私は誰になっていくの? アルツハイマー病者からみた世界, クリエイツかもがわ, 1998/2003, p.87.
4) 前掲3), p.80.

3 日常生活活動の支援 ①食事

▶ 食事の意義

　食事をすることは，生命を維持するための基本的な欲求であるとともに，人それぞれがその人らしく生きるための社会的・心理的欲求である[1]．高齢者にとっての食事は，家族や仲間との交流・コミュニケーションの場となり，生きていく力にもなる（表1）．しかし，高齢者のなかには，加齢による身体機能の変化や，何らかの疾患により嚥下機能が低下する人がいる．

　また，認知症高齢者は環境が変わることでストレスを感じやすい．病院では，食事時間に看護師が忙しく動き回る光景をよくみかける．その光景は，摂食嚥下障害を伴った認知症高齢者にとって，認知面への混乱を助長し，食事に集中できない環境ともなりやすい．

　病院も患者にとって"生活の場"であることに配慮し，いかに家庭的な雰囲気に近づけるかも食事ケアには重要となる．認知症高齢者にかかわるときは，ふだんよりもさらに細やかな配慮が必要である．

▶ 認知症と摂食嚥下障害

　認知症高齢者は認知症の進行に伴いニーズが変化する．そこで，ケアする私たち

表1　高齢者のための食生活指針

①低栄養に気をつけよう
　〜体重低下は黄色信号〜
②調理の工夫で多様な食生活を
　〜何でも食べよう，だが食べ過ぎに気をつけて〜
③副食から食べよう
　〜年をとったらおかずが大切〜
④食生活をリズムに乗せよう
　〜食事はゆっくりかかさずに〜
⑤よく体を動かそう
　〜空腹感は最高の味つけ〜
⑥食生活の知恵を身につけよう
　〜食生活の知恵は若さと健康づくりの羅針盤〜
⑦おいしく，楽しく，食事をとろう
　〜豊かな心が育む健やかな高齢期〜

（厚生省（現・厚生労働省）「健康づくりのための食生活指針」（対象特性別），1990．より引用）

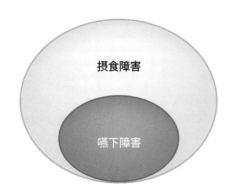

図1　摂食嚥下障害の概念

が認知症高齢者の生活のなかに入り込み，行動を観察して，変化するニーズを把握する必要がある．摂食動作，嚥下障害の問題においても同様であり，生活面から観察してケアすることが大切である．食事へのケアに先立ち，正常な摂食嚥下について理解しておく必要がある．

　摂食嚥下障害とは，食物を認知し，口へ運び，咀嚼によって形成した食塊（食べ物の塊）を口腔から咽頭，食道，胃へ送り込む過程で，何らかの器質的・機能的な障害が出現することである．口に入れるまでの「摂食障害，食行動の障害」と，口に入れてからの「嚥下障害」の2つに大きく分けられる（図1）．特に，認知症の場合は「摂食障害，食行動の障害」が問題となることが多い（表2）[2]〜[4]．

▶ 各認知症の摂食嚥下障害の特徴

認知症の進行と摂食嚥下機能の低下

　中核症状と嚥下機能の経過の関係を踏まえながら，認知症の人と家族が穏やかに生活できるようケアを検討していく．

●**初期**：各認知症の特徴と認知機能障害が中心に出現する．認知症の問題行動は軽度で，中核症状が主な症状である．食べたことを忘れ何度も食事をしようとする，電子レンジなどの使い方を忘れるといったことがみられる．

●**中期**：各認知症の機能障害とBPSDが同程度出現する．食事のマナーが悪くなり，自力での食事から介助による食事となる．異食や咀嚼障害が現れたり，嚥下に時間がかかると共に，誤嚥の可能性が出現する．

●**後期**：原因疾患ごとの特徴は消失する．機能障害の影響が大きくなるうえに，嚥下反射，咳嗽反射の遅延から誤嚥のリスクが増加する．栄養の確保が困難になってくる．

●**終末期**：活動が低下し，嚥下障害の改善は見込めなくなってくる．本人・家族がどのようにして残された生活を送るか・送らせたいか，心身の安らかさを踏まえたケアを考えていく．

表2　摂食嚥下の5期モデルからみた認知症患者の摂食嚥下障害

5期モデル		認知症の観察ポイント	考えられる要因
第1期：先行期 食物の認知，口へ運ぶ動作，速さ		・覚醒しているか，食物を認知しているか，食べたことを覚えているか ・食べ物を追視するか ・自助具の使用方法，食事で遊んでいないか ・姿勢保持の持続時間，耐久性 ・開口の有無 ・一口量，ペースが適切か	・覚醒状況 ・認知障害 ・記憶障害 ・視力障害 ・失行 ・感覚・運動障害 ・食欲・意思の問題 ・口腔周囲筋の神経・筋の問題 ・口腔咽頭感覚低下
第2期：準備期 咀嚼，食塊形成	食塊	・食物を口腔内に入れて，下顎の動きはどうか ・舌・頬・口唇の動き ・唾液分泌状況 ・口腔内の感覚 ・食物残渣の左右差	・運動障害 ・感覚障害 ・口腔器官の協調運動障害 ・麻痺の状況
第3期：口腔期 舌による咽頭への送り込み	上顎　軟口蓋 舌尖　咽頭	・動作の連続性 ・口の中に食物を溜めて飲み込まない	・認知機能 ・食塊形成困難（舌の動き，咬合状態）
第4期：咽頭期 咽頭通過，鼻咽腔・咽頭の閉鎖，呼吸停止	軟口蓋 舌　咽頭蓋 舌骨 喉頭	・食塊形成から嚥下までの時間 ・発声，呼吸の乱れはないか	・嚥下反射惹起の遅延 ・咽頭に食物残留がある ・むせの状態
第5期：食道期 食道通過	軟口蓋 舌 咽頭蓋 舌骨　食道入口部 喉頭　食道	・口腔から栄養剤の臭いがないか ・呼吸状態	・胃食道逆流（特に経鼻経管栄養チューブ挿入） ・誤嚥性肺炎の有無

アルツハイマー型認知症（Alzheimer's disease；AD）（表3）

1．初期

●嗜好・見当識障害，記憶障害，実行機能障害：嗜好に偏りがみられ，食欲が低下する・増進するなどの食欲に関する問題が出現する．たとえば甘味を欲するようになるなど，普段の食事内容とは微妙に異なる変化が起こる．

●時間感覚の低下・近時記憶障害により，食事を食べたかどうかわからなくなり，「食事はまだ？」などの発言がみられるため，本人の言葉を否定することなく食べたことを説明する．また，1人で食事を用意することが困難になることもあるため，

表3　アルツハイマー型認知症の特徴

脳の萎縮が始まる部位（脳の障害部位）	代表的な症状
海馬	記憶障害
側頭葉	失認・失行
前頭葉	注意障害

（枝広あや子：認知症高齢者の食べる機能の課題と対応　変性性認知高齢者への食支援，日本認知症ケア学会誌，2014；12(4)：671-681. より改変引用）

本人ができる範囲で工夫し，自分でできることを介助者と共に行う．火の始末には十分注意が必要であるので，火を使用しない調理器具など家庭での環境調整を検討してもよい．

2．中期

●環境とのかかわりの障害：注意障害や失行・失認，実行機能障害により，食物の認識の低下，食具の使い方がわからないなどの問題が生じ，食事に介助が必要となる．

●注意障害では，食器に描かれた絵や模様が気になり食事に集中できず，絵に描いてあるものをつまんでとるなどの行動がみられることもある．また，テレビや人の声など周囲の音に反応してしまうこともあるため食事をする環境を調整し，テレビを消す，座る位置を中心でなく壁側にするなど，食事に集中できるように工夫する．

●摂食嚥下動作の流れを予測した動きが困難なため，食物が嚥下に適した状態にならないまま咽頭に流れ込んでしまうことで誤嚥しやすくなる．

●経過とともに口腔期～咽頭期の嚥下機能が低下するため，栄養状態が悪化し，誤嚥しやすくなる．また，呼吸や会話との協調運動が低下することでも誤嚥が起こりやすくなる．

3．後期

●口腔顔面失行の進行：口腔顔面失行の進行により，口腔内に入った食物の咀嚼や食塊形成，移送の協調運動が不良となる．行動することを失ってしまうため，頬や顎などを軽く刺激するなどして調整する．

●身体機能・嚥下機能の低下：廃用性萎縮による口腔・咽頭の機能低下や，認知症の進行による嚥下反射・咽頭反射の障害が顕在化してくる．また，重度の認知症では体温調整機構や心血管系反射の障害を含む基本的生体機能の障害が起こる．そのため，生体恒常性の破綻により，経管栄養で十分な栄養を補給しても吸収が困難になる．その人らしく生きていくためにどのような栄養管理をするのかは，本人のそれまでの生活の背景や家族の気持ちを考えたうえで検討していく必要がある．

Point
- ●初期
  - 実行機能障害，記憶障害，判断力の低下
  - 買い物や食品の管理・調理が困難になる
    - →プログラムの組み立てを支援
- ●中期
  - 空間認知機能と失行
  - 食具の位置や使い方がわからなくなる，こぼす
    - → 道具の持ち方・道具の工夫，手で食べられる食品の工夫
  - 注意障害
    - →刺激の調整，配膳の工夫
- ●後期
  - 口腔顔面失行（いつまでも咀嚼している，食物の溜め込み）
    - →感覚を刺激，下唇への刺激
  - 嚥下には時間がかかるが後期になるまで大きく問題にならない

血管性認知症（vascular dementia；VaD）（表4）

- ●脳の損傷部位によって出現する症状が変わるが，多くの症例で何らかの麻痺を伴う．脳損傷による麻痺により摂食動作がうまくいかず，食物を口まで運び口唇を閉じる「捕食」がうまくいかず，食べこぼしが起こることもある．また，食物を口唇まで運ぶことができない代償として，食物のほうに口を近づけスプーンなどからすすり食べをするなどの行動がみられる．顔面神経や舌神経の障害に伴う舌の運動や感覚障害により食塊形成が不十分となり，口腔内保持が困難となる．テーブルと椅子の高さの調整や，クッションを活用し姿勢の保持を工夫すること，スプーンなどの食具のグリップを太くするなどの工夫をする．

- ●視力障害がなくても，半側空間無視により，食事の一部が認識できず残してしまうこともある．ふだんの生活のなかで，どれくらいの範囲で周囲の物を認識しているのか観察し，声かけするなどして認識を促していく．

- ●脳の損傷部位により，遂行機能障害（食べ物を食べ物として認識し，食べようと目標設定し，食具を選択し，食事をする行動をとることが行えなくなる）や記憶障害などの高次脳機能障害が起こるため，自尊心を失わないように，かつ自分のできることを奪わない配慮をしながら，口頭で説明したり行動をまねてもらうなどして患者自身のもつ力を引き出し，維持するようかかわる．

- ●脳卒中の発作が起こるたびに段階的に症状が進んでいくこともある．

表4　脳血管性認知症の特徴

脳の障害部位	代表的な症状
脳内を走行する血管	運動麻痺・感覚麻痺による捕食の障害 口唇や舌の運動低下等 ＊そのほかの症状は脳の損傷した領域による

（青山寿昭・他：まるごと図解　摂食嚥下ケア，照林社，2017：p.103より改変引用）

●球麻痺・偽性球麻痺のために嚥下と呼吸との協調運動が低下し，口腔内の保持や送り込み困難などの影響を受けて誤嚥することも考えられる．食物を食道のほうへ落とす姿勢としてヘッドアップ30〜45度もあるが，認知症高齢者の場合は寝ながら食事をするという環境を理解できない，あるいは慣れないこともあり，本人の拒否がある場合は無理をせず食形態や一口量の調整をすることで代償する．

Point
- 脳の損傷部位で症状の出現に違いがある
- 再発するたびに段階的に低下
- 咽頭期障害が多い
- 球麻痺・偽性球麻痺に起因
　→ リスク管理，不顕性誤嚥，誤嚥性肺炎の可能性
- 麻痺，摂食動作の困難
　→食具，食形態，姿勢の工夫
- 半側空間無視（注視している食事の半分が認知できない）
　→配膳の工夫

レビー小体型認知症（dementia with Lewy bodies；DLB）（表5）

●認知機能の変動：注意や覚醒レベルの変動により，摂食行動の障害が起こる．日内・日差変動があるため，調子のよいときに食事を摂取する．

●薬剤の効果発現時間や消失時間の観察を行い，内服薬を医師とともに検討する．

●パーキンソン症状の影響：無動・振戦による全身的な動作緩慢により食具の動きが拙劣となる，筋活動低下による姿勢保持困難，顔面筋の運動低下による口唇閉鎖不全などが重なり，摂食動作が障害される．筋肉のこわばりの予防のために，意識的に動かすことを取り入れる．

●幻視や視空間障害は，食器の模様や道具が変形して見え混乱する，物体との距離がうまく取れず捕食ができない．

●ドーパミンの不足により嚥下反射や喀出反射などの咽頭反射が障害され，錐体外路症状出現時は不顕性誤嚥の可能性が増加する．口腔や咽頭の筋力低下により食事の後半にかけて疲労し，咽頭クリアランス低下が出現する．咽頭に食物が残留したまま食事を続けることで誤嚥のリスクがさらに増加するため，食形態の工夫や食事量の調整を行う．

●上肢の可動域制限や振戦の影響から，摂食動作による代償として，顔を近づけてすすり食べたり，吸い込みがみられたりする．嚥下反射を起こす前に，水分のみ咽頭に流れ込んで誤嚥することも出てくる．

表5　レビー小体型認知症の特徴

脳の萎縮が始まる部位（脳の障害部位）	代表的な症状
後頭葉	視空間認知障害 幻視

（枝広あや子：認知症高齢者の食べる機能の課題と対応　変性性認知高齢者への食支援，日本認知症ケア学会誌，2014；12(4)：671-681．より改変引用）

- 口腔期～咽頭期の協調運動が障害され嚥下反射のタイミングが不良となり，咽頭残留や嚥下後誤嚥が出現する．
- 自律神経症状として，消化管蠕動運動障害や便秘などの消化器症状の出現により，嚥下した食物の逆流がみられる場合がある．食事後の姿勢を工夫して逆流の防止に努め，水分の補給により便秘を予防する．

Point
- パーキンソン症状
  →配膳・自助具の工夫，テーブルと椅子の調整
- 注意障害と日内・日差変動
  →内服薬の調整
  →状況に応じた食事ケア
- 転動性の障害（注意を集中・持続できない）
- 視空間能力の障害（食物までの距離がわからない）
  →できない部分のみ支援
- 幻視（食事に虫が入っていると思い中断）
  →盛り付けし直す，時間の調整
- 薬剤の副作用の影

前頭側頭型認知症（frontotemporal dementia；FTD）（表6）

- 若年発症であるFTDは，人格と行動の障害，食事における通常の振る舞いの喪失，器質的な嚥下障害がないことから，食べるスピードの変化（早食い）や，食物をどんどん詰め込むなどの問題がある．
- 嗜好や食欲の変化：食欲過剰や偏食，大量飲酒などがある．
- 常同行動による行動変化：特定の料理への固執，食事の場所へのこだわりなどがみられる．同じものを同じ時間に買い物することや同じ経路を通るなどの行動変化がある．同じ経路を通る場合は，その場所に食べ物を置いて食事ができる環境を考えるのも一つの方法である．
- 口腔期の障害：保持・自発性低下により食物を咀嚼し続ける，食塊を咽頭に送り込まない．
- 同時に複数の神経心理学症状（注意転導性の亢進，脱抑制，口唇傾向）が関係する食行動変化〔過食，むちゃ食い，盗食（本人に悪意がなくても他患者の食べている食事などを食べようとすること），異食（非栄養物を手当たり次第に口に入

表6　前頭側頭型認知症の特徴

脳の萎縮が始まる部位（脳の障害部位）	代表的な症状
前頭葉	脱抑制 常同行動 （同じ時間に同じ場所で同じ食物を食べる等）
頭頂葉 側頭葉	失語

（枝広あや子：認知症高齢者の食べる機能の課題と対応　変性性認知高齢者への食支援，日本認知症ケア学会誌，2014；12(4)：671-681. より改変引用）

れる，口に入れた結果飲んでしまう）〕がみられたり，会話が障害されていたり
することが多い．さらに進行すると，より脱抑制的になり，過食，暴食，異食な
どの誤嚥・窒息のリスクを伴う食行動が増える．

●周囲の人からは，人格変化や感情の荒廃が高度になることや，他人を馬鹿にする，
無視する，非協力的になるなどの対人的態度の変化が出現するため，医療者は家
族への配慮を行う．

●比較的自食できているが，後期になると自発性が低下し，脱抑制は目立たなくな
る．嚥下せずに噛み続けるなど，口腔内に食物が入っていても送り込みをせず，
嚥下反射の遅延により誤嚥のリスクが高まる．

Point
- 脱抑制（食事の途中で立ち去る）
  →手に持って食べる食品の工夫
  →むせや窒息の予防，防止
  →一口量の調整，食事時の姿勢の検討
- 常同行動の影響
  →日課の活用
- 食欲・嗜好の変化
- 後期まで自力摂取可能

▶ 症状に合わせた対応

以上，認知症の摂食嚥下障害の特徴を述べた．

次に，症状に合わせたケアについて紹介する．認知症の人の場合は，行動を修正す
るのでなく行動に合わせ安全に食事を提供する工夫が大切となる．疾患の進行や体力
および栄養状態の変化によって，認知症の人が安心して食事をする環境を整えることと，
誤嚥や窒息のリスク管理を踏まえて食べる力を支援していく必要がある（図2〜4）．

認知症高齢者の摂食嚥下障害のケアには，ふだんの生活を細やかに観察すること
で何らかの変化を見つけること，つまり「いつもと様子が異なる」という変化を見
逃さないことが大切である．認知症高齢者の生活は，在宅・病院・施設等と様々な
場所で多職種がかかわっていることが多い．各職種が高齢者の変化を見逃さず，早
期に対応・連携を図ることで，認知症高齢者本人・家族が安心した生活を送ること
ができる．また，認知症の病態のみならず，人となりや生活歴，食歴を捉えた視点
から食事のケアを行うことが大切である．

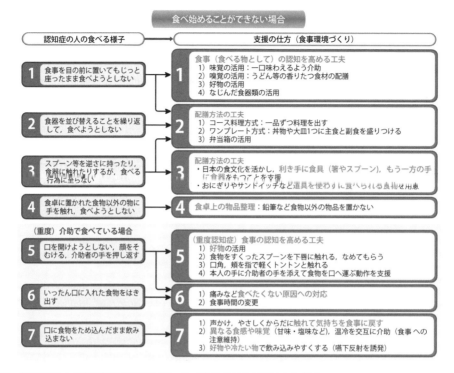

図2　認知症の人の食事時における対応：食べ始めることができない場合
（山田律子監修「認知症の人のおいしく豊かな食事に向けて」http://www.hoku-iryo-u.ac.jp/~kiban-a/pdf-pamphlet/ninchisyo6.
pdf（2020/1/30閲覧）より引用）

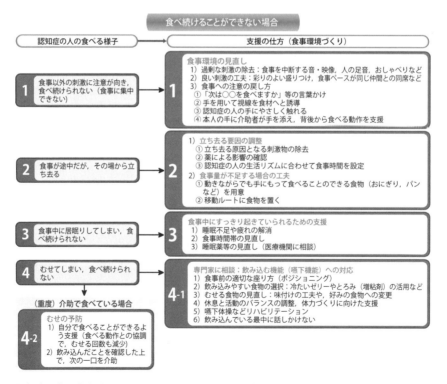

図3　認知症の人の食事時における対応：食べ続けることができない場合
（山田律子監修「認知症の人のおいしく豊かな食事に向けて」http://www.hoku-iryo-u.ac.jp/~kiban-a/pdf-pamphlet/ninchisyo6.
pdf（2020/1/30閲覧）より引用）

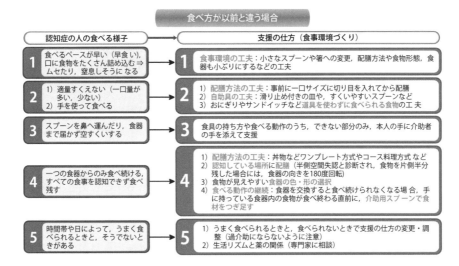

図4　認知症の人の食事時における対応：食べ方が以前と違う場合
（山田律子監修「認知症の人のおいしく豊かな食事に向けて」http://www.hoku-iryo-u.ac.jp/~kiban-a/pdf-pamphlet/ninchisyo6.pdf（2020/1/30閲覧）より引用）

引用・参考文献
1）堀内ふき・他：ナーシング・グラフィカ 老年看護学① 高齢者の健康と障害，第4版，メディカ出版，2014，p.211-218.
2）山田律子，井出訓編：生活機能から老年看護過程＋病態・生活機能関連図，医学書院，2008，p.322-337.
3）野原幹司編：認知症患者の摂食・嚥下リハビリテーション，南江堂，2011.
4）吉田貞夫編：認知症の人の摂食障害　最短トラブルシューティング 食べられる環境，食べられる食事がわかる，医歯薬出版，2014.
5）真田弘美，正木治恵編：老年看護学技術 最後までその人らしく生きることを支援する，第3版，南江堂，2013，p.157-167.
6）若林秀隆編：認知症のリハビリテーション栄養，医歯薬出版，2015.
7）熊谷 修編：健康寿命を支えるこれからの栄養イノベーション，臨床栄養，126(1)：18-55，2015.
8）影近謙治編：Monthly Book MEDICAL REHABILITATION No.174；高齢者のdeconditioningに対する早期リハビリテーション介入―急性期・回復期から生活期までの予防・対策と効果―，2014.
9）枝広あや子：認知症高齢者の食べる機能の課題と対応　変性性認知高齢者への食支援，日本認知症ケア学会誌，2014，12(4)：671-681.
10）青山寿昭：まるごと図解　摂食嚥下ケア，照林社，2017.

3 日常生活活動の支援 ②排泄

　人間が生きるうえで「排泄」は切り離せないものである．たとえ食事が口から食べられなくなっても，どのような方法であれ，排泄は必ず起こる現象である．しかし，年齢を重ねるにつれ，何らかの原因で排泄行為に支障をきたすようになってくる．一般的にそのことを公にすることは少なく，年齢のせいだと思い過ごしてしまったり，羞恥心が生じる内容であることから相談せずにあきらめてしまったりする．また，排泄物自体が不快な物であり，その行動自体も個人的なものであることから，相談することが逆に自尊心を傷つけることにつながる場合がある．このように，排泄に関する内容となると人はネガティブな感情を起こすため，マイナスのイメージが先行しやすい．

　さらに認知症となると，複雑な問題になることもある．身体的要因と精神的要因が複雑に絡み，そこに介護者や衛生上の問題など社会的問題も重なってくる．そのため，問題点を明らかにすることが排泄ケアのポイントとなるだろう．まずは加齢に伴う排泄の変化を踏まえたうえで，認知症高齢者における排泄ケアを考えていく．

▶ 加齢に伴う排泄の変化

　排泄が自立し高齢者が生理的にも自然な状態で過ごすためには，正常な排尿・排便のはたらきを知ることが大切である．

排 尿

　排尿に関することとして，加齢により女性は尿失禁が，男性は排尿障害が起こりやすくなる．加齢に伴い起こる変化として，①膀胱容量の減少，②残尿量の増加，③膀胱収縮力の低下，④夜間尿量の増加，⑤エストロゲンの減少がある．これらの変化から，頻尿（夜間頻尿）や尿意切迫感の出現，尿路感染のリスクの上昇などが起こる．また，女性は尿道内圧の低下から腹圧性尿失禁が起こりやすくなり，男性は前立腺肥大症から尿閉や溢流性尿失禁が出現する．

　症状として多くみられる尿失禁であるが，膀胱などの排尿機能の障害によって起こる場合と，ADLの低下や認知機能の低下による排尿機能以外の要因で生じる場合があるため，区別して考えることが大切である．

排 便

排便に関することとしては便秘と下痢が挙げられる．便秘は「本来体外に排出すべき糞便を十分量かつ快適に排出できない状態」と定義されることがあり，下痢は「便の濃縮ができず，1日の糞便中の水分量が200mL以上（または1日の糞便の重量が200g以上）」と定義されることがある．下痢には年齢による特別な変化は認められないが（図1），便失禁は加齢と強い相関があり，65歳以上の高齢者では便失禁の頻度が3〜7.5%と報告されている．これは，肛門括約筋のはたらきが低下することや，長期臥床の高齢者に生じやすい嵌入便による影響があると考えられる．長期臥床の状態が続くと，腸蠕動が低下し，硬い便塊が直腸にできる．これが詰まったまま肛門が開きやすくなり，隙間から泥状〜水様の便が溢れ出ることがある．

▶ 排泄行動

排泄行動は，多様な機能と行動が必要となる．しかし，高齢者になると若い頃と同じような排泄ができなくなる．さらに認知症となると排泄に関するトラブルもみられ，心理的・精神的負担も大きくなる．このような負担を少しでも減らせるようなケアが重要となる．そのためにも排泄行動を確認することが重要である．表に示す排泄行動のどこに問題があるのかを明らかにすることで，排泄行動の問題点がみえてくる．

▶ 排泄のアセスメント

排泄をアセスメントしようとすると排泄の回数や性状のみとなってしまいがちだが，それに加えて活動時間や食事などの生活の視点をアセスメントするとよい．排

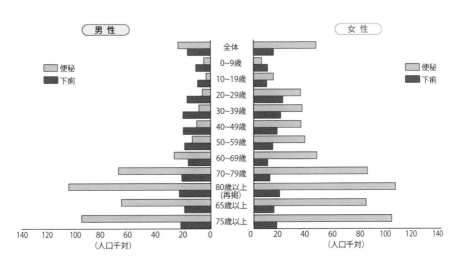

図1　下痢と便秘の有訴者率
（厚生労働省「平成28年国民生活基礎調査」をもとにもとに作成）

表　正常な排泄状態とその条件

	正常な状態	正常にできる条件
尿意を感じる	・膀胱容量の半分ほどで最初に感じる. ・感じてから30分から1時間は我慢できる. ・波のように強くなったり弱くなったりするが,その感覚が段々強くなってくる. ・あまり我慢すると鳥肌が立ったり,寒気を感じたりする. ・睡眠中でも感じて覚醒できる.	・膀胱に尿が溜まる. ・溜まったことが膀胱から脊髄神経を経て大脳に伝わる. ・大脳で尿意を判断することができる.
便意を感じる	・便意を感じ始めてから15分程度は感覚がある.それ以上は鈍麻する.便塊とガス,水の違いも感ずることができる.	・直腸,肛門に便が溜まる.溜まったことが肛門から脊髄神経を経て大脳に伝わる.大脳で便意を判断することができる.
トイレ・尿便器を認識する	・トイレがどこにあるかわかる. ・尿器・便器の使い方がわかる.	・トイレ,尿便器がわかる場所にある. ・見える.あるいは視力に代わる知覚で確認できる. ・トイレ,便器と判断できる知力がある.
移動	・移動の目的がわかる.寝返りを打つ. ・起き上がる.座位を保持する. ・横移動ができる.立位が取れる.歩行ができる. ・あるいはリフター,車いすなど移動の用具を使うことができる.	・移動するという意志がある.あるいは理解できる. ・筋力がある. ・関節の拘縮がない. ・バランスが保てる. ・移動動作ができる心肺機能を持っている. ・起立性低血圧を起こさない. ・移動時に痛みがない. ・移動用具を理解し,本人・環境と適合している.
衣類の着脱	・ズボン,スカートなどを下ろしたり,まくったりする. ・排泄物がかからないように下着をおろす. ・元に戻す.	・衣類の着脱の方法を認識できる.手先が動き,ボタンを外したりおろしたりできる. ・下着がおろせるよう腰上げ,あるいはずらしができる.
尿便器の準備	・尿器・便器の位置が確認できる. ・蓋を開けるなど必要な動作がわかり,できる. ・尿道,肛門の位置にあてることができる.	・見える.あるいは視力に代わる知覚で確認できる. ・判断力がある. ・手先の巧緻性,あるいは腰上げなどの必要な動作ができる.
排尿	・日中4回から8回・夜間0〜2回. ・200cc〜500ccの尿を30秒以内に出せる. ・痛みがなく,残尿もない.出そうと思えばいつでも出せる.	・蓄尿時は,膀胱が弛緩,尿道が収縮する.排尿時はその逆ができる. ・膀胱から大脳,大脳から膀胱につながる神経が正常に働く.
排便	・1〜2日に1日〜2回出る.150g〜250gの形のある便をまとめて出せる.便の水分は80%程度. ・ある程度のいきみでスムーズに出せる.痛みはない.	・直腸・肛門に便を溜めることができる.肛門から大脳,大脳から肛門につながる神経が正常に働く. ・いきみによって肛門が開き,腸の蠕動運動も活発になる.
後始末	・肛門,尿道口を拭く. ・水洗の場合,排泄物を流す.排泄物を捨てる. ・尿器・便器を洗う. ・手を洗う.	・後始末の必要性,方法が理解できる. ・手先が動く.見える.あるいは,視力に代わる知覚で確認できる.

（西村かおる編：排泄ケアワークブック,中央法規出版,2004,p.58.より引用）

尿日誌（図 2）や排便日誌（図 3）をつけることは，排尿・排便機能についてのアセスメントにつながる情報源となる．認知症高齢者はこれらを自分で記入できないことがあるが，医療者が必要な情報を選択し，わかる範囲で記載することでも十分アセスメントできる内容がある．

　たとえば排尿回数から頻尿の程度や時間帯が，1 回排尿・排便量から蓄尿・蓄便量が判断できる．また，排泄時間を知ることで排泄パターンを理解することができる．このように，排尿日誌や排便日誌の情報から看護師がどう対応すべきかが明らかとなってくる．

時間	排尿量	飲水量	漏れの有無	メモ
0:00				
1:00				
2:00				
3:00				
4:00				

メモ欄には，排泄前後の行動や気づいたことなどを記入しておくと，後にアセスメントするうえで貴重な情報となることがある．たとえば "尿意を催したときには落ち着きがなくなる" など，その患者によって表現が異なることがある．

図 2　排尿日誌の一例

項目	月　日	月　日	月　日	月　日
食事量	朝 昼 夕			
飲水量	朝 昼 夕			
排便時間				
便の性状・量				
排便量				
下剤の使用状況				
メモ				

排便は，排尿よりアセスメントが困難である．排便も排泄前後の行動や気づいたことなどを記入しておくと，後にアセスメントするうえで貴重な情報となることがある．たとえば，患者が便秘であった場合，トイレに行っても排泄物が出ないために "何度もトイレに行く" という行動となって現れることがある．また，苦痛が不穏となって表現されることもあるので，表現の変化に注意が必要である．

図 3　排便日誌の一例

▶ 認知症高齢者の排泄支援

　排泄障害と言ってもそのタイプは様々である．また，タイプが同じであっても，程度や生活動作，認知機能により能力は異なる．そのため，問題はどこにあるのかをしっかり捉える必要がある．次に示す点に注意してアセスメントするとよいだろう．

　①身体機能はどのくらいあるのか
　②残存機能はどのくらいあるのか
　③排泄障害がどの程度あるのか
　④社会資源をどう活用できるか
　⑤支援するにあたり新たな問題は起こらないか

　次に，認知症患者の排泄障害の起こりやすい状況と対策について述べる．

認知症があるが，身体障害はない場合

1．尿意を感じてトイレに行くが，時間配分ができていないため我慢できずに途中で漏らす．
　⇒動作に注意したり，記録などによりパターンをつかんだりして，早めに誘導する．

2．トイレの場所を認識できない．
①トイレではない場所をトイレと思い排泄をする．
　⇒動作に注意し，サインをつかみ誘導する．トイレの表示を本人がわかりやすいものにする．
②トイレの表示を見ても，トイレという認識ができずに探し回っているあいだに漏れる．
　⇒暗いために場所を認識できない場合もあるので，照明の工夫をする．
③トイレの構造に記憶がなく，使い方がわからずにパニックに陥り漏らす．
　⇒行動を共にし，できる動作でも声かけをしながら手を添えて一緒に行う．

3．尿意・便意を感じないか，訴えられない（羞恥心が残っていたり，訴える方法がわからない）．
　⇒本人のサインを確認し何気なく誘導する．尿意・便意を感じないような神経因性膀胱の可能性も考えられるので，残尿のチェックを行う．

4．トイレに行っても下着を下ろさなければならないことを忘れて排泄する．
　⇒行動を共に行い，下着の上げ下ろしなど，できないことを手伝う．

5．後始末を忘れる．衣服を整えることを忘れて出てくる．
　⇒行動を共に行い，できないことを手伝う．

6．今排泄したことを忘れて，すぐにトイレに行こうとする．

⇒まずきちんと排泄がされているかを確認する．残尿や残便があることでトイレ
を繰り返す可能性がある．きちんと排泄されているのであれば，本人の気を紛
らわせる．

認知症と視力障害がある場合

1．場所の確認ができず探し回るあいだに漏らす，あるいは行かない．

⇒照明の工夫，誘導．

2．設備の利用方法がわからず，的がずれたり，衣類をうまく下げられずに濡らす．
ペーパーの位置がわからない．後始末の後，衣類がきれいに整わない．

⇒照明の工夫，できない部分の介助，衣類の工夫，声かけ．

認知症と四肢麻痺がある場合

1．動作ができないために漏れる．

⇒用具を使えるようになるまでは必ずだれかが一緒にかかわる．

2．福祉用具の使い方がわからないためトイレに行けずに漏れる．

⇒ かかわれない時間は，パッドやおむつ・収尿器などの用具を有効に使用する．

どの場合にも起こりうること

1．濡れていることを認識できないか，認識しても取り替えることができない．着
替えた後，汚れた衣類をたんすやこたつのなかに入れ，入れたことを忘れたり，
水洗トイレに流して詰まらせたりする．トイレットペーパーの芯を流す．

⇒羞恥心による場合があるので，本人が傷つかないようなきっかけをつくり，衣
類を交換する．本人のトイレへのサインを見抜き，早めの誘導を試みる．

認知症患者へ排泄ケアをするにあたり留意すべき点として，医療者がよかれと思っ
てケアすることでも，患者は何をされるかわからないなど不安や恐怖を感じること
がある．アプローチ法としては，声をかけるだけでなく，視覚的にアプローチしたり
（例：おむつを見せる），環境的にアプローチしたり（例：トイレの図を大きく表示す
る）するなどの工夫が必要となる．また，個々に適した方法を探したり，繰り返し
粘り強く行ったりすることが必要となることもある．その都度，チーム内でカンファ
レンスを行い，アプローチの妥当性について検討を続けることも重要である．

引用・参考文献
1）堀内ふき，諏訪さゆり，大渕律子：ナーシンググラフィカ　老年看護学①高齢者の健康と障害，第4版，メディカ出版，
p.219-228，2012.
2）西村かおる編：コンチネンスケアに強くなる排泄ケアブック，学研メディカル秀潤社，2009，p.96-106.
3）西村かおる編：排泄ケアワークブック，中央法規出版，2004，p.52-59.

日常生活活動の支援
③睡眠・休息

加齢による睡眠の変化

　睡眠は生命維持のために必要不可欠であり，脳や心身の機能回復に大きな役割を担っている．私たちの睡眠は，レム睡眠（１段階）とノンレム睡眠（４段階）の２つの性質で構成されている．レム睡眠は，夢を見るステージで脳は比較的高い活動状態にあるのに対し，身体は休んでいる状態にある．一方，ノンレム睡眠は，ステージ１から徐々にステージ３・４へと深い睡眠になる．脳は休んでいる状態であり，筋肉の緊張はみられず，徐々に弛緩してくる．私たちの睡眠は，これら２種類の性質が60〜120分間隔の周期で交互に出現する．

　睡眠は年齢とともに質が変化してくる．20代の若者では，ノンレム睡眠段階３・４という深い睡眠が睡眠の前半に出てくるが，年齢が高くなるにつれてそれが短くなってくる（図1）．そのため，睡眠は浅くなり，夜に目が覚めてしまう中途覚醒や朝早くに目が覚めてしまい，その後は眠れなくなってしまう早朝覚醒が起こりやすくなる．睡眠が浅くなると，少しの物音や人の話し声，夜間の照明，疼痛や掻痒感などで覚醒しやすくなる．多くの高齢者がその影響で，「熟睡感がない」「たくさん寝ても疲れが取れない」と感じてしまう．

　高齢者の睡眠は，身体的・生理学的要因（高齢者に多い疾患や薬物の影響も含む），心理社会的要因，環境的要因，生活習慣的な要因から影響を受ける．

身体的・生理学的要因

1．夜間頻尿

　加齢による膀胱容量の減少や膀胱の萎縮・弾力性の低下，男性では前立腺肥大などの泌尿器科的疾患から頻尿が起こる可能性がある．また，腎疾患や心疾患の治療のための利尿薬服薬により尿回数が多くなり，睡眠が中断される．

2．痛みや身体的不快感

　関節リウマチや関節炎による痛みや皮膚の掻痒感，呼吸困難感や咳嗽など疾患による症状によって不眠が生じる．

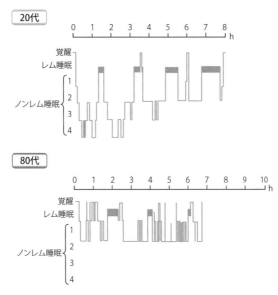

図1　健康な成人の睡眠パターンと高齢者の睡眠パターン
(平澤秀人，綜合臨牀，1989)

3．サーカディアンリズムの変調

　睡眠・覚醒リズムは体温の変化，自律神経系，内分泌系ホルモン系，免疫・代謝系と同様にほぼ24時間で調整されている．高齢者は深部体温の振幅が減少し，サーカディアンリズム[*1]が若年成人と比較して前進しており，早期覚醒，早い時刻に眠気を生じやすくなる．

> ＊1　サーカディアンリズム（概日リズム）：約1日の周期で繰り返される生物学的リズム（体内時計）
> で，一定の時間がくると眠くなり，目が覚める睡眠—覚醒のサイクルのほか，体温やホルモン系
> の変動などがある．通常24～25時間の周期といわれている[1]．

4．睡眠障害の主な原因となる疾患

　高齢者は身体疾患や精神疾患の罹患および増悪により，睡眠障害を引き起こす可能性がある（表1）．

表1　睡眠障害の原因となる主な疾患

循環器系疾患	高血圧，不整脈，夜間狭心症，心筋梗塞
呼吸器系疾患	慢性閉塞性肺疾患（COPD），気管支喘息
消化器系疾患	逆流性食道炎，胃・十二指腸潰瘍
疼痛を伴う疾患	腰痛，神経痛，結合組織炎症症候群，慢性疲労性症候群，リウマチ性疾患
精神疾患	気分障害，不安障害，統合失調症，うつ病
脳器質性疾患	せん妄，アルツハイマー型認知症，レビー小体型認知症，パーキンソン病，進行性核上性麻痺，脊髄小脳変性症
筋・神経系疾患	周期性四肢運動障害，むずむず脚症候群，睡眠時無呼吸症候群
代謝性疾患	糖尿病

（堀内ふき・他：ナーシング・グラフィカ 老年看護学② 高齢者看護の実践，第4版，メディカ出版，2016，p.104より引用）

表2　睡眠障害をもたらす主な薬物

系統	薬物（一般名）
抗パーキンソン病薬	レボドパ，セレギリン，プラミペキソール，ロピニロール
	アマンタジン，トリヘキシフェニジルなど
降圧薬	プロプラノロール，アテノロール，ニフェジピン，ベラパミルなど
脂質異常症治療薬	クロフィブラートなど
抗ヒスタミン薬	
ステロイド製剤	プレドニゾロンなど
気管支拡張薬	テオフィリンなど
抗てんかん薬	バルプロ酸，カルバマゼピンなど

（内山　真（睡眠障害の診断・治療ガイドライン研究会）：睡眠障害の対応と治療ガイドライン，第2版，じほう，2012，p.166より一部抜粋）

5．睡眠へ影響がある薬物

　高齢者は多くの薬剤を服用しており，その治療薬の副作用からも睡眠に影響を受ける（表2）．

心理・社会的要因

　高齢者は，定年退職による社会関係の変化や子どもの独立や配偶者の死により，家族としての役割が少なくなり，活動量が減少する．外出する機会が減少し，家の中で閉じこもりがちな生活になることからも日光を浴びることが少なくなり，サーカディアンリズムの乱れにより睡眠に影響を受ける．

環境的要因

　加齢とともに，環境への適応能力が低下してくる．入院による環境の変化や人の歩く音，機械音，室温や光などの刺激によってすぐに目が覚めてしまい，睡眠の妨げとなる．

▶ 認知症による睡眠への影響

　認知症では，脳器質障害部位とその広がり，基礎疾患の臨床特徴などに応じて多様な不眠，過眠症状を呈する[2]．心身ともに健康状態が安定している人は，1日24時間のなかで，食事・排泄，活動・休息，入浴，睡眠—覚醒などを，おおよそ同じような時間で日々繰り返している．これを生活リズムという[3]．しかし，認知症高齢者では，見当識障害や記憶障害により，自らの力で生活リズムを整えることが難しくなる．自宅などの慣れた環境から生活リズム障害が起こると，活動と休息のバランスが崩れ，睡眠へ影響を及ぼす．さらに入院生活による環境の変化により，いつも慣れ親しんでいる人や場所から異なる状況に不安や混乱を招いてしまう可能

性があり，睡眠の妨げとなる場合がある．認知症高齢者の場合，睡眠障害が容易に
せん妄[*2]や認知症の行動・心理症状（BPSD；behavior and psychological symp-
toms of dementia）[*3]の悪化を引き起こす要因となる．

[*2]　せん妄：脳機能障害に伴う軽い意識障害に加え，幻覚，精神運動興奮などがみられる状態．
[*3]　認知症の行動・心理症状（BPSD）：「周辺症状」といわれる症状で，幻覚・妄想，不安・焦燥感，
暴言・暴力，不眠などがある．周囲のかかわり方やケアによって改善可能な症状である．

▶ アセスメントとケア方法

睡眠状況を把握する

　高齢者の不眠には，入眠障害，中途覚醒，早期覚醒，熟眠障害などがある．不眠
や生活リズム障害が疑われる場合には，生活リズム表（図2）を使用することで，
覚醒・睡眠の状況を把握することができる．実際の大まかな睡眠時間を把握できた
り，思っていたより眠っていたと気づいたりすることができる．

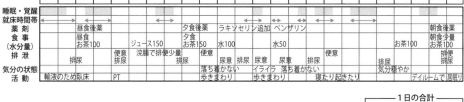

図2　生活リズム表
（酒井郁子・他：高齢者の生活機能再獲得のためのケアプロトコール―連携と協働のために，日本看護協会出版会，2010，p.57
より引用）

眠れない原因・要因を把握する

　患者の眠れない原因や要因をアセスメントし，睡眠障害の原因を取り除くことがケアのポイントとなる．

1．身体的要因

　入院中の認知症高齢者は，疾患から発熱，呼吸困難，咳，夜間頻尿，掻痒感，便秘など様々な身体症状による苦痛を抱えていることが多い．認知症高齢者は，症状をうまく人に伝えることができないこともあるため，時には重大な疾患が隠されている場合も少なくない．夜間の入眠困難や中途覚醒が，入院により認知症症状が悪化したことの影響であると思われたが，実は，脱水による電解質異常や貧血が原因で引き起こされていたこともある．

　ふだんの患者の様子や表情や行動を観察し，まずはフィジカルアセスメントを行いながら，身体的な問題がないかを把握し，早期に発見し対応していくことが重要となる．身体的な痛みや苦しさ，掻痒感などで夜間眠れない場合には，それぞれの症状に対する援助が必要となる．治療による長期の安静，点滴やドレーン，酸素投与や尿道カテーテル留置による違和感から苦痛を覚えていることも多いため，多職種と連携しながら，早期の離床や点滴やドレーン類を抜去または最小限にできるように検討していくことも重要となる．

2．環境的要因

　病院という環境は，物音や睡眠時の照明の明るさ，モニタ音やベッドが移動する音，忙しい雰囲気など，患者にとっては心地よく眠れる環境とは言い難い．入院している患者の多くは，治療上24時間の点滴や処置・ケアが行われる．夜間行われる処置やおむつ交換は眠りの妨げとなり，中途覚醒の原因になることもある．そのことが睡眠障害の原因となっている場合には，処置やケアの方法・時間帯やその必要性について考えていくことも重要である．夜間の見回りの際には足音やライトの明かりや照らし方に注意するなど，睡眠を妨げている可能性のある要因について配慮していく必要がある．入院時は，できるだけ日の光が入る窓側のベッドが望ましく，部屋移動は環境の変化となるため，最小限にすることが大切である．

3．心理的要因

　認知症高齢者にとって入院による環境の変化や治療によるストレスは入眠困難の原因となる．認知症の症状である見当識障害や記憶障害により，「ここはどこなのか」「これから何が始まるのか」と治療による苦痛や時間や日付を把握できにくい状況のなかで，不安や混乱を生じ，「家に帰る」と歩き回るなどの落ち着かない症状が出現してしまう場合もある．特に忙しい急性期病院では，慌ただしく，医療者側の早いペースに状況を理解することが難しくなってしまうことがあるため，認知症高齢者が状況を理解できるように，ゆっくりと落ち着いて話すことを心がけるこ

とが重要である．見当識障害がある場合には，場所や時間，日付を伝えたり，カレンダーや時計を置いたりするなど視覚的にわかるように工夫することが大切である．病棟では，多くの医療者がマスクを着用しているため，表情がわかりにくく，相手の感情や反応を読み取ることが難しい．笑顔で対応をしても，相手に伝わりにくい．高齢者からは，「みんな同じ顔に見えてわかりにくい」という言葉をよく耳にする．あいさつするときや話しかける際には目の前のスタッフがだれであるのかを伝えたり，マスクを一時的にはずして，表情がわかるようにかかわったりすることも大切である．認知症高齢者がどのような不安や心配事があるのかに目を向け，「ここは安心できる場所」と思えるようなかかわり方が必要となる．どのようなかかわり方やコミュニケーション方法がよいのかをチーム内で話し合うことで統一した対応ができ，認知症高齢者の安心感へとつながることがある．

4．薬理学的要因

　認知症高齢者は，入院前から多種類の薬剤を服用していることが多い．入院後から治療のために追加される薬剤や常用薬のなかには，せん妄や睡眠障害を引き起こす可能性のある薬剤が含まれていることがある．たとえば，ベンゾジアゼピン系[*4]の睡眠薬は，入院前から長期間服用されていることがあるが，入院後のせん妄のリスク要因となる場合がある．別の薬剤に変更する必要があるが，急に服薬を中止すると離脱症状が現れることもあるため，薬剤師や医師と相談していくことが重要となる．高齢者は薬物代謝に時間がかかり，副作用が強く出現することがあるため，新たに開始する薬剤，常用薬を把握し，作用・副作用の観察をこまめに行っていく必要がある．

*4　ベンゾジアゼピン系：現在，一番多く使用されている睡眠薬．催眠，抗不安，抗痙攣，筋弛緩の作用がある．（トリアゾラム，ゾルピデム，ブロチゾラム，エチゾラムなど）

入院前の生活パターンを考慮し，生活リズムを整える

　睡眠は生活の一部であり，睡眠障害を考えていくためには，1日の生活に目を向けていくことが重要である．私たちは，起床後，排泄・洗面・歯磨き・洗髪・朝食など当たり前のように毎日繰り返している行動があり，ある程度の生活リズムが決まっている．認知症高齢者のなかにも，生活パターンや習慣が確立されている方も多い．入院後も身体状況に合わせて，できるだけ入院前の生活パターンが継続できるように，生活を整えていくことが大切である．たとえば，畑仕事をしていて，朝4時に起床し，夜10時には入眠する生活を何十年と継続していた方が，入院によりその生活リズムを変えることは難しい．入眠困難な認知症高齢者が，自宅では必ず洗面所で座りながら歯磨きや温かいタオルを使って顔を洗ってから寝るという習慣があったため，入院中も取り入れたことで安心して入眠できることもある．入院生活は，集団での生活でもあるため，習慣をすべて取り入れることは難しいが，同室者に配慮しながら入院前の生活をできるだけ継続できるように介入していくこと

が大切となる．何時に入眠・起床しているのか，夜間に覚醒することはあるか（それはなぜか），日中の活動方法について認知症高齢者が自宅や施設でどんな生活を送ってきたのか，睡眠状況や大切にしていた習慣などの情報を本人や家族，施設スタッフやヘルパーなどから得ていく．

朝の光を取り入れる

起床後，目から入ってくる太陽の光は体内時計のリズムをリセットする．朝，日光を浴びてから約14〜16時間後にメラトニンが分泌されはじめ，眠気を生じる．メラトニンは，睡眠覚醒リズムに影響を及ぼすため，朝はできるだけカーテンを開け，太陽光を取り入れていくことが大切である．夏日などは暑くなってしまうため，カーテンなどで調整をしていく．

活動と休息のバランスを調整する

夜間の睡眠を得るために，長時間の車椅子乗車や積極的に日中の活動性を高めることがある．しかし，無理に活動性を高めてしまうと，治療中の認知症高齢者にとって身体への負担が大きく，体力的に疲労してしまうことがある．そのことがせん妄の要因となり，睡眠障害を引き起こすこともある．夜間眠れずに疲労が強い場合には，無理に活動するのではなく，日中に30分〜1時間ほどの休息を取り入れながら，活動と休息のバランスを調整する．疲れたと訴えることが難しい場合には，表情や行動を観察しながら少し疲れた様子が感じられれば，声かけを行い，休息を促すことも大切である．

安易に薬剤を使用しない．ケアが主役，薬は脇役に

入院後に睡眠障害があり，睡眠薬を追加したことで，睡眠・覚醒パターンが変化し，せん妄や転倒・転落を引き起こす要因となる場合もある．まずは薬剤を第一選択とせず，ケアを優先的に考えていくことが大切である．どうしても使用する場合には，本人・家族へ十分な説明を行い，服用後の睡眠・覚醒状況を観察していく必要がある．患者の状態に応じて薬剤の量，飲むタイミング，ベンゾジアゼピン系以外の薬剤の検討を薬剤師や医師と共に行っていくことが重要となる．睡眠が確保できるようになれば，身体状況に合わせて，薬剤の減量も検討していく．

引用・参考文献
1）井上雄一：高齢者の睡眠を守る〜睡眠障害の理解と対応〜，ワールドプランニング，2014，p.134.
2）三島和夫：認知症の生体リズム異常と睡眠障害，睡眠医療，7：325-330，2013.
3）堀内ふき，大渕律子，諏訪さゆり：老年看護学②高齢者看護の実践；メディカ出版，2016，p.207.
4）真田弘美，正木治恵：看護学テキストNICE 老年看護技術　最後までその人らしく生きることを支援する，南江堂，2012.
5）荻野悦子：認知症ケアの実践ガイド　認知症の人の日常生活における困難とケアのポイント ④睡眠のケア，看護技術，53（12）：57-62，2007.
6）中川かおり：状況別 やるべきこと・やってはいけないこと ⑤睡眠，nursing today，27(1)：30-31，2012.
7）中島紀恵子：認知症高齢者の看護，医歯薬出版株式会社，2007.
8）三ヶ木聡子：高齢者の困ったを解決 睡眠障害，ナース専科，33(1)，2013.

日常生活活動の支援
④清潔行為

▶ 認知症高齢者と清潔行為

　清潔行為とは，入浴，シャワー浴，陰部洗浄，手浴，足浴，口腔ケア，洗髪など
を含む，身体を清潔に保つための行為である．清潔行為には，身体を清潔にし，感
染予防を図り，身体の血行を改善するはたらきや，気分を爽快にする役割がある．
高齢者の清潔行為は，身体の清潔を保つだけではなく，長年に渡って日常生活のな
かで行われてきた行為であり，その人の生きてきた生活や習慣が色濃く表れる行為
である．

　一般病棟での入浴介助は，急性期を脱した時期で，次の療養先や退院後の生活を
視野に入れ行われることが多いのではないだろうか．高齢者の場合，入院の長期化
や，慢性疾患による入院も多く，ベッド上で行う清潔行為のほかに，入浴介助を行
う機会も増えてきている．しかし，入院中の高齢者は脆弱な状態であり，様々なス
トレスに弱く，入浴拒否に至りやすい．さらに，認知症の中核症状である記憶障害，
見当識障害，失認・失行，実行機能障害により，一連の動作をスムーズに行えなく
なるなどの障害が起こり，清潔行為を拒否する場合がある．

▶ 入浴を拒否する患者のアセスメント

　認知症高齢者が入浴を拒否する理由は様々であり，入浴を拒否しているのか，そ
れともほかに理由があるのかをアセスメントし，その理由に合わせた対応をするこ
とが重要である．

　入浴はその準備に始まり，脱衣，身体を洗うこと，浴槽への移動など，複雑な動
作の連続であり，認知症の早い段階から拒否がみられることが多い．そのため，入
浴で爽快感を得るには，適切な環境調整や援助が必要である．

　認知症高齢者の清潔ケアについては，内ヶ島ら[1] が「認知症がもたらす機能障
害と，その人が暮らしている環境，そして，これまでの清潔習慣をしっかりとらえ，
認知症の人ゆえに抱える困難さと，それに伴う戸惑いや不安を，私たちが理解する
ことから始めなければならない」と述べており，認知症の人の清潔行為の困難さを
とらえる視点について図に示している．また，一般病棟での清潔ケアは，身体面の
アセスメントも必要になる．以下に各視点に沿ってアセスメントを解説する．

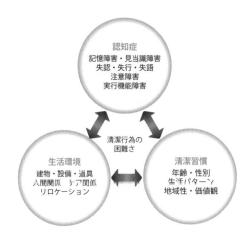

図　認知症の人の清潔行為の困難さをとらえる視点
（内ヶ島伸也・他：認知症の人の日常生活における困難とケアのポイント②：清潔のケア，看護技術，53（12）：46，2007．より引用）

認知症の症状

1．記憶障害，見当識障害

　認知症高齢者は，入浴していないことを忘れてしまうことや，身体が汚れていることが認識できないことにより，入浴の必要性を理解できないことがある．また，時間の感覚，浴室の場所がわからなくなることも入浴を拒否する要因となる．

2．失認，失行，失語

　失認では，浴室や浴槽など，入浴にかかわる場所や物がわからなくなることがある．失行では，入浴中に，身体を洗うことや洗髪など言われた動作ができない，衣類の裏表，前後がわからず着脱ができなくなる場合がある．また，失語がある場合，言葉の内容や意味を理解できず，入浴に誘われていることがわからなくなり，入浴を拒否する要因となる．

3．注意障害，実行機能障害

　認知症高齢者は，計画を立て，それを順序立てて実行するなど，段取りを立てることができないことがある．そのことにより，入浴に関連する更衣や身体を洗うなどの動作がスムーズにいかなくなることや，入浴の仕方がわからないことがある．

4．疾患による特徴

　疾患別の特徴として，アルツハイマー型認知症では，記憶障害により入浴していないことを忘れてしまうことや，血管性認知症では，自発性の低下や抑うつ傾向により入浴拒否をすることがある．また，レビー小体型認知症では，幻視により症状に変動があるため，調子の悪いときには入浴をすることが難しい場合などがある．さらに，前頭側頭型認知症では無気力な状態になり，自分の身のまわりのことへの興味が乏しくなり，身体を清潔に保てなくなることがある．

清潔習慣

　いつ，どのように，だれと入浴してきたかを患者や家族から情報収集し，可能なかぎり入院前の清潔習慣に近いかたちの入浴方法を検討する必要がある．入院中は，病院の環境や規則のなかで入浴介助が行われる．そのルールが患者のこれまでの清潔習慣と異なるために，入浴を拒否する場合がある．病院では日中に清潔ケアを行うことが多い．したがって，夜間に入浴する習慣がある患者は，日中入浴に誘われることに不自然さを感じるかもしれない．病院では，安全を考慮し日中に入浴することを説明する必要がある．

　また，患者がもともと入浴好きな人かどうかは重要な情報であり，入浴が嫌いな患者に心地よく入浴してもらうのは困難である．そのような場合は，シャワー浴や，清拭など，患者の状況や好みに合った方法で，清潔を保持する方法を検討する必要がある．

生活環境

　認知症高齢者は，目の前の道具が認識できないことにより，動作の始まりが困難な場合がある．患者が入浴することを認識することができるよう，使用する順番に物を置いておくことや，使い慣れた物を使用するなど，環境調整がされているか確認する必要がある．また，脱衣所や浴室が寒くないか，室温の配慮も必要である．

　さらに，浴室では服を脱ぐため羞恥心や不安を感じやすく，その場にだれが居合わせるか重要になる．介助者は同性がよいのか，入浴は患者一人で行ったほうがよいのかアセスメントする必要がある．

身体面

　入浴時に痛みが伴う，倦怠感があるなどの身体面の影響は入浴拒否の理由となる．治療や検査による苦痛はないか，関節の拘縮などにより移動や更衣，身体を洗うときの痛みはないか，全身の倦怠感はないかをアセスメントする必要がある．

▶ 入浴を拒否する患者へのケア

入浴の誘い方

1．認知症高齢者との関係づくり

　入浴には羞恥心が伴うことから，入浴介助を行うスタッフと認知症高齢者の信頼関係は重要である．特に入院当初は，環境が変化したことにより不安や混乱をきたしている．そのような状況のなかで入浴に誘う際は特に注意が必要であり，無理強いすることによって，医療者への不信感を募らせてしまう場合もある．入浴しても

大丈夫という安心感や信頼関係を構築していくことが重要である.

　清潔ケアのなかでも，足浴は入浴することのイメージや爽快感を伝えやすい清潔ケアである．入浴を拒否された場合には，足浴などの部分的なかかわりから爽快感を感じてもらうとともに，信頼関係を構築し入浴しても大丈夫だと感じてもらう．そして，その流れで入浴に誘ってみると入浴に応じてもらえることがある.

2．入浴準備

　入浴に誘う前に，患者がスムーズに入浴動作に移行できるように準備しておく必要がある．手すりの位置や，入浴用の椅子の高さなどを調整する．また，実行機能障害や失行があるため，あらかじめ身体を洗うときや洗髪に使用する道具や，更衣時の着衣を使用する順序で用意しておき，患者自身の機能を最大限に活かせるよう環境を整える．さらに，脱衣所や浴室を温め，快適な環境であるよう配慮しておく.

3．入浴することをわかりやすく伝える

　前述したとおり，認知症の中核症状により入浴を認識することが難しい場合がある．入浴そのものを拒否していなくても，スタッフから手を引かれて入浴に誘われることで，どこか知らない場所に連れていかれてしまうのではないかという不安を感じ，拒否する場合がある．そのような患者への対応方法として，入浴に誘っていることがわかりやすく伝わるような工夫が必要である．たとえば，脱衣所の前のドアや浴室前に，銭湯のように風呂場を想起させる絵が描かれたのれんを使用するなど，視覚的にその場所が浴室であることをわかりやすく伝えながら入浴に誘う．失語などにより声かけによる理解が難しい場合は，浴槽や洗面器などの入浴を連想させるものを見てもらうことで，入浴することが理解しやすくなる.

　事例として，重度のアルツハイマー型認知症の80代女性の患者が病棟内を歩行中に，スタッフが入浴に誘い「お風呂に入りましょう」と声をかけたが「嫌だ」と拒否することがあった．どうして入浴をしたくないのか理由を尋ねたが返答はなく，その理由がわからなかった．この患者はもともと入浴が好きであり，ほかの看護師から気持ち良さそうに入浴していることもあったという情報があった．そこで，カンファレンスで様々な情報を検討し，患者は失語があるために言葉でその意味を理解することが難しいのではないかとアセスメントし，視覚的に理解できる方法を考えた．浴室に案内し，浴槽を見てもらいながら「お風呂に入りましょう」と声をかけたところ，自ら脱衣し，入浴を始めた．患者の「嫌だ」という拒否の反応だけをとらえるのではなく，入浴習慣や状態に合わせた誘い方，コミュニケーションを図ることは重要である．また，カンファレンスで患者の拒否の理由を様々な視点から話し合い，解決の糸口を見つけていくことが必要である.

4．タイミングを図る

　入浴に誘ったときに患者が拒否する際は，無理強いせずに，入浴に誘うタイミングを変える．認知症の特徴として，気分のむらや変動がみられるときがあり，誘い

を断られたときは，少し時間をおいて再度入浴に誘うことにより，入浴することができる場合がある．たとえば仕事後に入浴することを習慣としていた患者には，リハビリ後の汗をかいたタイミングで入浴に誘ってみるなど，可能なかぎり入院前の生活習慣を活かして入浴することができるように配慮することが重要である．また，患者の生活のなかで，私たちと同様に，治療や検査の前後，食事直後や，寝起きなど入浴したくないタイミングが必ずあるため，患者自身が入浴したくない，あるいは入浴したいというタイミングを見計らいながら誘うことが必要である．

5．入浴にかかわるメンバーを工夫する

入浴を断られたときには，対応する人を変えてみる．看護師ではなく，信頼している家族に誘ってもらい，安心感を得てもらうことで入浴できることもある．また，入浴時には服を脱ぐことへの羞恥心が伴うため，同性のスタッフが入浴に誘うことや，可能であれば親しい患者同士を一緒に入浴に誘うことなど，患者が安心して快適に入浴ができるようメンバーを工夫することができる．

入浴時のケア

1．入浴時の環境を整える

物理的な環境だけでなく，介助者の存在も，入浴時の重要な環境の一部である．羞恥心や不安を感じないような声かけや介助を行い，移動動作や洗髪，身体を洗うときには，一つひとつの動作を患者に具体的に伝えることが必要である．

事例として，アルツハイマー型認知症の80代女性で，乳がんにより両乳房切除後の患者がいた．その患者は，入浴後になると，眉間にしわをよせた表情になり，部屋にこもり施錠したまま，しばらく部屋から出てこないことがあった．また，入浴中に切除部分をじっとみて，眉間にしわを寄せていることがあった．部屋に閉じこもる理由として，入浴時に切除部分を自分で目にすることで，不安を感じているようであった．そこで，入浴時にはスタッフ1名でかかわることや，胸にタオルを当てて入浴するようにしたところ，部屋に閉じこもることは少なくなっていった．

入浴時は，他者へのプライバシーに配慮するとともに，患者が自分自身の身体の変化に直面する機会ともなるため，環境には注意を払う必要がある．

2．生活習慣に配慮する

認知症高齢者の多くが，入院前にはそれぞれ生活習慣や環境に合った方法で清潔行為を行ってきている．身体や髪を洗うタイミングや方法も一様ではない．シャワーを使用する患者もいれば，洗面器を使用する患者もいる．入浴頻度など，すべての患者に一様に同じルールを適用するのではなく，それまでの生活習慣を視野に入れ，その患者が身体の清潔を保ち，快適に入院生活を送ることができるよう，個別性に応じた清潔行為の方法や頻度を検討していく必要がある．

入浴後のケア

入浴後は，発汗のために脱水を起こしやすく，疲労感を感じやすい．認知症高齢者は，それをうまく言葉で表現することが難しいことがあるため，水分を十分に摂り，休息を取れるように配慮する．

▶ 入浴拒否に対する看護師の姿勢

ここまで入浴を拒否する認知症高齢者への対応について述べてきたが，なぜ拒否をするのか，認知症高齢者本人の立場に立って理由を考えてみることが重要である．それでも入浴することが困難なときは，こまめに部分清拭を実施するなどして，患者の身体を清潔に保ちながら，入浴する方法を模索していく必要がある．患者自身が入浴しようと思うまでケアの方法を模索しつつ，待つという看護師側の姿勢が重要なのではないかと考える．

また，認知症高齢者の拒否の真意を探ることが重要である．たしかに，認知症高齢者が入浴を拒否する要因は様々であり，入浴を無理強いしてはいけない．しかし，失禁など汚染が著しい状況で患者が入浴を拒否している場合，どのように考えるべきだろうか．不潔な環境のまま過ごすことは，本当の意味で患者の意思を尊重しているといえるだろうか．認知機能が低下すると，状況を判断し，物事を計画的に考えることが困難になる．患者の認知機能のどの部分にどのような障害があるのかをアセスメントし，患者の言動・行動から，真のニードを見極める必要がある．たとえば，患者の怒りの表現が実は失禁による陰部の不快感によるものである場合がある．陰部は汚染し，かゆみや臭いがある．看護師がその状況を，本人が入浴を拒否しているからその意思を尊重しよう，と考えるならば，その人の不快感は解消されず，皮膚トラブルや感染などの症状が現れ，患者にとって不利益な状態となるだろう．重要なのは，患者にとって良いことを考え，選択することである．認知症高齢者の意思を尊重するということは，本人が嫌だと言っているから行わないということだけではなく，その人の低下している認知機能を補い，何がその人にとって最善なのかを考え，実践することだと考える．

認知症高齢者の清潔援助は，身体の清潔を保つことと，本人の習慣や意向とのバランスを総合的にアセスメントすることが必要だと考える．時に，認知症高齢者の拒否の理由や真意を捉えにくいことがあるが，その患者にとって最善な方法を個別に検討していくことが必要だと考える．

引用・参考文献
1）内ヶ島伸也・他：認知症の人の日常生活における困難とケアのポイント②：清潔のケア，看護技術，53（12）：46-50，2007．

身体症状のケア
①栄養・脱水

▶ はじめに

　超高齢社会を迎えた日本では，高齢者の栄養管理が重要視されるようになり，これまで行われてきた画一的な指導が見直されている．一般病棟に入院する高齢患者のほとんどは，入院時に栄養状態を確認すると，すでに低栄養の状態となっている．また，疾患の影響で代謝が亢進することにより，印象以上に低栄養であることが多い．治療上，絶飲食となり，早期の栄養管理が必要な状態となっていることも多い．

▶ 高齢者低栄養の要因

　年齢を重ねるに従って，身体機能の低下が起こる．味覚・嗅覚の低下，咀嚼・嚥下機能の低下，消化吸収能の低下などである．これらの機能障害は食事摂取量の減少を引き起こし，筋肉量の減少により活動性が低下することで基礎代謝量も減少するという悪循環が生じる．さらに高齢者は，高血圧や糖尿病などの基礎疾患があることで，食事制限によって栄養バランスが摂りにくいことや，多剤を内服しているために，満腹感があり十分な食事量が摂れないことも原因と考えられる．

　精神面では，認知症の発症によって，様々な原因で食事摂取行動がとれなくなり，栄養を十分に摂取できなくなることがある．

　社会面では，高齢者だけで生活している家庭が増え，年金生活による経済的制約から食事内容が偏ることや，高齢者が単身で暮らしていて，孤食のために十分な栄養を確保できていないこともある．

　これらの要因により高齢者は低栄養であることが多いため，どこに問題があるのかを明らかにする必要がある．

身体的要因
• 味覚・嗅覚の低下，消化吸収能の低下，便秘による腹部膨満，咀嚼・嚥下障害，
　活動性の低下

精神的・心理的要因
• 認知症，うつ，誤嚥や窒息の恐怖

社会的要因
• 貧困，孤食

その他

・多剤内服，栄養に対する誤った認識

健康寿命を延ばすため，これらの要因を理解する必要がある．

また，近年，老年医学の分野で注目されているのは「フレイル」である．

「フレイル」とは，「加齢に伴う予備能力低下のため，ストレスに対する回復力が低下した状態」を表す"frailty"の日本語訳として日本老年医学会が提唱した用語である．フレイルは，要介護状態に至る前段階として位置づけられるが，身体的脆弱性のみならず精神心理的脆弱性や社会的脆弱性などの多面的な問題を抱えやすく，自立障害や死亡を含む健康障害を招きやすいハイリスク状態を意味する（フレイル診療ガイド 2018 年版）．

介護が必要となった要因では，認知症とフレイルが全体の3分の1を占めている．フレイル予防の対策を実施することが重要である（表1，図1，2）．

表1　フレイルの評価方法（J-CHS 基準）

項目	評価基準
体重減少	6か月で，（意図しない）2〜3kg以上の体重減少
筋力低下	握力：男性＜26kg、女性＜18kg
疲労感	（ここ2週間）わけもなく疲れたような感じがする
歩行速度	通常歩行速度＜1.0m/秒
身体活動	①軽い運動・体操をしていますか？ ②定期的な運動・スポーツをしていますか？ 上記の2つのいずれも「（週に1回も）していない」と回答

上記，5つのうち3つ以上でフレイル，1〜2項目に該当する場合をプレフレイルと判定する．
（長寿医療研究開発費事業25-11「フレイルの進行に関わる要因に関する研究」班．より引用）

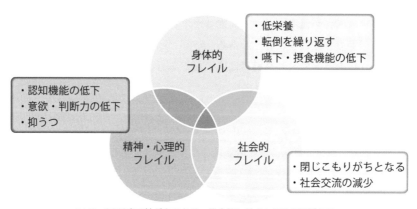

＊フレイルは多面性があるため，総合的に働きかける必要がある

図1　フレイルの多面性
（フレイルの原因，公益財団法人長寿科学振興財団　健康長寿ネットより引用，一部改変
https://www.tyojyu.or.jp/net/byouki/frailty/genin.html（2020/2/18閲覧））

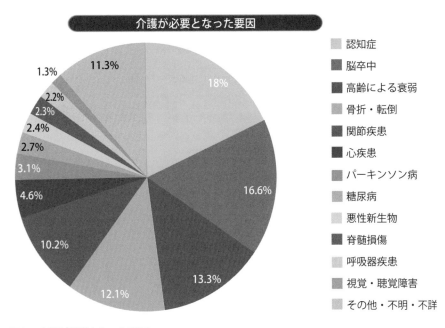

図2　介護が必要となった要因
（厚生労働省：平成28年国民生活基礎調査より作成）

高齢者の栄養管理

　　フレイルの予防としては，栄養管理とともに運動と疾病のコントロールが必要となる．入院中であれば，活動が制限されることから，運動は入院環境内での生活活動やリハビリテーションになる．しかし，疾病のコントロールが行われていないと，トイレ歩行はおろかリハビリを実施することができず，筋力低下にもつながり，フレイルの悪化に至ることがある．

　　栄養管理としては，エネルギー，たんぱく質を中心に，多様な食品摂取が推奨されている．エネルギーは糖尿病や高コレステロール血症などの併存疾患があると，制限し過ぎとなることがある．成人のエネルギー摂取量評価はBMIを基準とすることが推奨されている（表2）．高齢者においては，身長の短縮や活動量の低下があることを考慮して活用することが必要となる．

　　骨格筋量，筋力，身体機能はたんぱく質の摂取量と強く関連するため，たんぱく質は特にフレイル予防のために，十分な量を確保することが重要といわれている（表3）．高齢者では，骨格筋にたんぱく質同化作用の抵抗性がある可能性が指摘されており，より多くのたんぱく質摂取が必要であると考えられる．

脱水について

　　成人の一般的な体内水分量は約60％とされているが，高齢者の体内水分量は成人期と比べて10％程度低いといわれている．そのため，成人期と比べて脱水になりやすいという特徴がある．また高齢者は基礎疾患の治療のために利尿薬の内服を

表2　「日本人の食事摂取基準」における BMI 目標の比較

2015 年版		2020 年版	
年齢区分	BMI	年齢区分	BMI
65 〜 69 歳	20.0〜24.9(kg/m^2)	65 〜 74 歳	21.5〜24.9(kg/m^2)
70 歳以上	21.5〜24.9(kg/m^2)	75 歳以上	21.5〜24.9(kg/m^2)

（菱田明，佐々木敏監：日本人の食事摂取基準（2015年版）および伊藤貞嘉，佐々木敏監：日本人の食事摂取基準（2020年版）より作成）

表3　「日本人の食事摂取基準」におけるたんぱく質摂取量の比較

2015 年版		2020 年版	
年齢区分	たんぱく質摂取量	年齢区分	たんぱく質摂取量
50 〜 69 歳	13〜20(%エネルギー)	65 〜 74 歳	15〜20(%エネルギー)
70 歳以上	13〜20(%エネルギー)	75 歳以上	15〜20(%エネルギー)

（菱田明，佐々木敏監：日本人の食事摂取基準（2015年版）および伊藤貞嘉，佐々木敏監：日本人の食事摂取基準（2020年版）より作成）

していることもあり，さらに脱水を起こしやすい状況にあるといえる．また，嘔吐や下痢などの消化器症状が出現した際は，食欲の低下だけでなく水分が不足することから，主症状の改善だけでなく，脱水の改善も図る必要がある．

　この状況が認知症の人に起こると，自ら訴えることができない場合があり，症状が進行してから発見されることがある．脱水になっていることを早期に判断しなければならないため，排尿回数や排尿量の確認とともに，循環動態の観察，皮膚ツルゴール，腋窩や口腔粘膜乾燥の有無など，フィジカルアセスメントを行うことが必要である．

認知症における栄養管理

　認知症の人は栄養に関する問題が多い．一時は過栄養状態となることがあるが(たとえば，食事を摂っていることを忘れてしまい，冷蔵庫のものを食べるなど)，最終的には低栄養になりやすい．

　認知症では，注意障害や失行・失認により摂食障害が起こる．また，進行すると嚥下障害も発生し，「食べる」という行為に支障をきたすようになる．その結果，脱水による意識障害となり，緊急搬送されて初めて発見されることもある．反対に，記憶障害によって，前述したように過食となることがある．このときは，糖尿病などの基礎疾患があると食事の調整が必要になる．また過食になることの背景には何らかのストレス（不安や寂しさなど）を抱えていることがあるため，食事以外の調整も必要となる．

　嚥下機能が低下していなければ，脱水予防のために頻回に水分摂取を促し，水分を補給する．嚥下機能が低下していると誤嚥性肺炎を起こしやすくなる．誤嚥性肺炎を起こすと生命の危機やさらなる嚥下機能の低下を引き起こしかねないため，口腔ケアと嚥下機能の評価を定期的に行う必要がある．

次に認知症の病型別に摂食障害の特徴や対策をみていく.

アルツハイマー型認知症

　記憶と学習の障害であり，失語，遂行・視空間機能障害，社会的認知機能の障害が出現する．摂食・嚥下に関しては，先行期の障害がある．進行すると嚥下障害を認め，誤嚥性肺炎などの疾患発症のリスクが高まる．またアパシー（意欲低下）を起こすこともあり，食欲に影響を及ぼす．そのため，好みの食物の提供を行う.

レビー小体型認知症

　注意障害，遂行機能障害，視空間認知障害などがみられる．嗅覚障害や自律神経症状から引き起こされる便秘，うつ症状がみられ，食欲・喫食量低下の原因となる．口腔期における障害が顕著である．そのため，便秘のコントロールとともに，食事形態の変更を行う.

前頭側頭型認知症

　脱抑制・常動行動などの行動障害を中心とする病型，失語を中心とする言語障害から始まる病型に分かれる．食行動異常が高い頻度で現れ，食欲，嗜好など食習慣の変化がみられる．特定の食品への固執などが認められ，体重増加や糖尿病などの生活習慣病のリスク増加・コントロール不良となる危険がある．そのため，落ち着く時間に食事を提供することや声かけを行う.

血管性認知症

　歩行障害，転倒，排尿障害，意欲の低下，うつなど，多様な症状がみられる．残存機能に対して，リハビリテーションや環境の調整が有効であることが多い．そのため，嚥下障害に対しては，重症度に合わせて食形態の変更やリハビリテーションを行う.

　これらのような特徴を踏まえ，徴候・症状に合わせて対応することが必要となる．表4に，認知症高齢者の食事中の徴候・症状別栄養ケア計画一覧を示す．
　筆者が病棟で出会った認知症高齢者の一場面は，次のようなものであった．食事の時間に合わせて椅子に座ることがあるが，食事までの時間が長くなると，疲れて食事に対する注意・関心が薄れ，摂取できなくなる．このような患者をよく見かける．特に，リハビリ後に座ったままであると疲労が増して，低栄養の状態であるのに食事が摂れないという悪循環となる．患者の耐久性も考慮しなければならない．
　食事時間には患者が集まって食事をすることもあるが，ほかの患者への声かけに

　　反応し，食事に集中することができず，摂取ができないこともみられる．

　このように，入院している認知症高齢者へのアプローチは，食事の時間だけでなく，1日をとおして何が重要かを考えて対応する必要がある．食事摂取を栄養の面だけでとらえてしまうと，食事の時間が楽しい時間でなくなり，快の場面から不快の場面へと認識が変わり，栄養摂取以前の問題ともなるおそれがある．

表4　認知症高齢者の食事中の徴候・症状別栄養ケア計画一覧

認知症高齢者の食事中の徴候・症状	概念	観察の要点	対応する栄養・食事ケアの例	分類
食事の失認	食事の認識ができない	・食事であることがわからない ・食事を混ぜ合わせる ・食器や食べ物で遊んでいる ・食器の位置や食品と食器の位置関係がわからない ・箸やスプーンの使い方がわからない ・食べたことを忘れる	「食事ですよ」と声掛けする	声掛け
			声掛けをしながら一皿ずつ順番に提供する	声掛け，食事介助
			食事時間を知らせる	声掛け
			食器の色を変更する（○色から○色へ）	食器・食具の変更
			スプーンや箸を直接手に持たせ，最初の一口を食べてもらう（介助して食べてもらう）	食事介助
傾眠	食事時に寝ている	・食事時にウトウトしている ・食事時に意識の混濁がみられる ・食事時に閉眼している	覚醒を促すため声掛けする	声掛け
			覚醒を促すためにボディタッチする	ボディタッチ
			声掛けして覚醒状態を確認し，自力摂取を促す	声掛け
			覚醒状態を確認し，食事介助する	食事介助
			食事時の姿勢を保持する	食事の周辺環境の整備
			薬剤について確認し，副作用の可能性を報告する	投与薬剤の確認・報告
			食事の時間を覚醒時に変更する	食事時間の変更
興奮・大声・暴言・暴力	食事時に興奮，大声をあげる，暴言・暴力をふるう		興奮状態をなだめるために声掛けする	声掛け
			傾聴する	傾聴
			落ち着いている時間に食事を提供する	食事時間の変更
			静かな別室など落ち着く食事環境を提供する	座席・テーブルの調整
妄想	食事に関して現実にはありえないことを言う		食事が安全であることを伝える	声掛け
			食事や食器を取り替える	食器・食具の変更
			好みのものを提供する	代替食（嗜好対応）

（次ページにつづく）

認知症高齢者の食事中の徴候・症状	概念	観察の要点	対応する栄養・食事ケアの例	分類
拒食	食事を拒否する	・食事を拒否する ・水分を拒否する ・食事介助を拒否する	お気に入りのものを置いたり，本人の食器を用いたり，本人の落ち着く環境を提供する	食事の周辺環境の整備
			好みのものを提供する	代替食(嗜好対応)
			食事のにおいにより食欲を刺激する（ご飯の炊けるにおいやみそ汁，コーヒーなど）	香りによる食欲の刺激
偏食	偏った食べ方をする	・偏食がある ・一品食い ・決まったものしか食べない	食事を促すため声掛けする	声掛け
徘徊・多動	食事の時間に動き回る	・食事中に歩き回る ・食事中に立ち上がる	席に着くよう声掛けする	声掛け
早食い・詰め込み・丸呑み	早食いする，食べ物を口に詰め込む，十分に咀嚼せず呑み込む	・早く食べてしまう ・呑み込む前に次々に食べ物を口に入れてしまう ・十分に咀嚼せず呑み込む	ゆっくり食べるよう声掛けする	声掛け
			器を小分けにして提供する	小分けで提供
			一品ずつ提供する	小分けで提供，配膳方法の変更
			スプーンを小さくするなど食具を変更する	食器・食具の変更
			食べやすい食形態に変更する	食形態の変更
			誤嚥や窒息の危険がある食品を除去する(サラダ菜，パセリ，しその葉，海苔など)	危険物の除去
失行（手づかみ食べ）	運動機能が損なわれていないにもかかわらず，適切な食器・食具が使用できない	・手づかみ食べをする ・食器・食具が適切に使えない	手づかみしないよう声掛けする	声掛け
			主食を食べやすい大きさのおにぎりなどにする	食形態の変更
			こぼれないように安定した食器を使用する	食器・食具の変更
			食器・食具の使い方を説明する	声掛け
異食	食品でないものを口に入れる		異食しないよう見守る	見守り
			食べられない飾りなどを提供しない（バラン，銀カップ，調味料入れなど）	危険物の除去
			みかんやバナナなどの果物は皮を剝いて提供する	危険物の除去

認知症高齢者の食事中の徴候・症状	概念	観察の要点	対応する栄養・食事ケアの例	分類
盗食	他人の食事を盗って食べる		席の間隔を空ける	座席・テーブルの調整
			盗食しないよう見守る	見守り
			盗食しないよう声掛けする	声掛け
			個別の席で食事を提供する	座席・テーブルの調整

（田中和美：認知症の周辺症状に対応する栄養ケアのコツ，臨床栄養，134(7)：946-951，2019より引用）

引用・参考文献
1）荒井秀典・他編：フレイル診療ガイド 2018年版，高齢者の特性を踏まえた保健事業ガイドライン　別冊参考資料，2018.
　　https://www.mhlw.go.jp/file/05-Shingikai-12401000-Hokenkyoku-Soumuka/0000201985.pdf（2020/2/18閲覧）
2）野藤悠，清野諭：フレイルとは：概念や評価法について，月刊地域医学，32(4)：53，2018.
3）葛谷雅文企画：高齢者の栄養管理パーフェクトガイド，臨床栄養　臨時増刊号　vol.135，No.4，医歯薬出版，2019.
4）特集／認知症高齢者の栄養ケア；一人ひとりに寄り添った食支援を考える，臨床栄養，134(7)，2019.
5）厚生労働省：要介護者等の状況，平成28年国民生活基礎調査の概況
　　https://www.mhlw.go.jp/toukei/saikin/hw/k-tyosa/k-tyosa16/dl/05.pdf（2020/2/18閲覧）
6）フレイルの原因，健康長寿ネット
　　https://www.tyojyu.or.jp/net/byouki/frailty/genin.html（2020/2/18閲覧）

4 身体症状のケア ②便秘

▶ 便秘とは

　慢性便秘症診療ガイドライン2017において，便秘とは「本来体外に排出すべき糞便を十分量かつ快適に排出できない状態」[1]と定義されている．入院患者の排便状況を確認する際，つい排便の回数に注目してしまいがちだが，この定義では，「排便回数が少ないからといって便秘とは限らず，排便困難感や残便感を訴えるからといって便秘症とは限らない」[1]ことを示している．排便習慣は個人差が大きいため，患者の排便の質をアセスメントし，日常生活に支障が出ていないかという視点をもって観察する必要がある．

　平成28年の国民生活基礎調査によると，便秘症の有病率は50歳以下の若年者では女性比率のほうが多いが，男女とも加齢とともに有病率は増加し，70歳以降になると男性の比率が大きく増え，性差がなくなる傾向にある（図1）．これは加齢に伴う身体機能の老化によって引き起こされると考えられている．

▶ 加齢と便秘

　加齢によって全身の筋力や体力の低下，細胞の萎縮による臓器機能の低下が起こる．排便に関連する機能では，腸粘膜が萎縮し，消化液の分泌が減少するために消

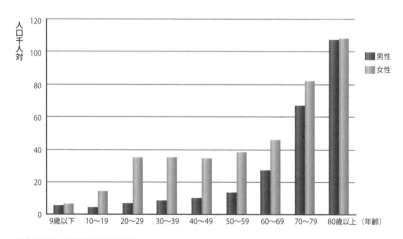

図1　日本における便秘の有病率
（平成28年厚生労働省「国民生活基礎調査」より作成）

化管機能が低下する．また腸管の神経細胞が減少し大腸の蠕動運動が低下するため，便が移送されづらくなる．また，直腸の感覚閾値が高くなるため，直腸内に便が貯留しても便意を感じづらくなる．さらに，便意を感じても腹筋や骨盤底筋群の筋力低下・機能障害によって便を排出しづらくなる．加齢により，排泄に関するこのような変化が生じる．

　何らかの疾患や怪我で入院することで，普段の生活からの大きな環境の変化が起こることも高齢者の便秘に関連する要素となる．入院すること自体が，精神的負担を生じさせるストレスとなっている可能性がある．また，治療のための安静指示や，疾患による苦痛から臥床している時間が長くなることで，活動量・腸蠕動運動が低下する．食事や水分制限，治療食による食事量や内容，飲水量の変化の影響を受け，便秘のリスクが高まる．ほか，治療に必要な薬剤の副作用によって薬剤性便秘症が引き起こされる可能性があることも注意したい．

▶ 便秘による弊害

　便秘になると，腹部膨満感や横隔膜が押し上げられることによって苦痛や不快感が生じ，食欲不振，意欲低下，体力低下，痛みなどの弊害が生じる可能性がある．さらに排便困難のために怒責をかける＝血圧が上昇することとなり，心血管系や脳血管系に悪影響を及ぼす可能性があるため，治療に影響が出る可能性があるばかりか二次的な合併症のリスクも高くなるといえる．

▶ 認知症高齢者と便秘

　便秘の種類は病態や原因による分類が様々なされているが，慢性便秘症診療ガイドラインにおいては，表1のように分類している．

　この分類では，原因から器質性・機能性に，症状から排便回数減少型・排便困難型に，病態から大腸通過正常型・大腸通過遅延型・便排出障害型に分類されている[2]が，入院中の認知症高齢者の場合，特に機能性便秘の3型に注目したい．

　一般病棟に入院中の認知症高齢者の場合，表1に示されている病態のほかに，大腸通過遅延型便秘には入院による環境の変化やストレス，治療に関連した安静・臥床で腸の動きが弱まること，大腸通過正常型や機能性便排出障害には，腹部不快感や苦痛が便意からくるものと分からない，排便したくてもトイレはどこにあるのか，どうすればいいのか分からずにトイレに行けずに我慢してしまう，あるいは介護者への遠慮によって我慢してしまうことで便意を喪失してしまう，といったことが関連すると考えられる．また便意を我慢することにより，便が直腸に停滞し，固く大きな嵌入便になることがある．この場合下剤を使用しても，周囲が溶け出たり，直腸より上位の便が下痢となって流れ出るだけで摘便が必要になるため，便秘で便が出ていないことだけではなく，下痢など便性状を観察することが重要である．

表1　慢性便秘（症）の分類

原因分類		症状分類	分類・診断の ための検査 方法	器質的検査 による病態 分類	原因となる病態・疾患
器質性	狭窄性		大腸内視鏡検査，直腸X線検査など		大腸癌，Crohn病，虚血性大腸炎など
	非狭窄性	排便回数減少型	腹部X線検査，注腸X線検査など		巨大結腸など
		排便困難型	排便造影検査など	器質性便排出障害	直腸瘤，直腸重積，巨大直腸，小腸瘤，S状結腸瘤など
機能性		排便回数減少型	大腸通過時間検査など	大腸通過遅延型	特発性 症候性：代謝・内分泌疾患，神経・筋疾患，膠原病，便秘型過敏性腸症候群など 薬剤性：向精神薬，抗コリン薬，オピオイド系薬など
				大腸通過正常型	経口摂取不足（食物繊維不足を含む），大腸通過時間検査での偽陰性など
		排便困難型	大腸通過時間検査，排便造影検査など		硬便による排便困難，残便感（便秘型過敏性腸症候群など）
			排便造影検査など	機能性便排出障害	骨盤底筋協調運動障害，腹圧（怒責力）低下，直腸感覚低下，直腸収縮力低下など

・慢性便秘（症）は，大腸がんなどによる器質性狭窄性の原因を鑑別したあと，症状のみによって，排便回数減少型と排便困難型に分類する．
・排便回数減少型において排便回数を厳密に定義する必要がある場合は，週に3回未満であるが，日常臨床では，その数値はあくまで目安であり，排便回数や排便量が少ないために結腸に便が過剰に貯留して腹部膨満感や腹痛などの便秘症状が生じていると思われる場合は，週に3回以上の排便回数でも排便回数減少型に分類してよい．
・排便困難型は，排便回数や排便量が十分あるにもかかわらず，排便時に直腸内の糞便を十分量かつ快適に排出できず，排便困難や不完全排便による残便感を生じる便秘である．
・さらに必要に応じて，大腸通過時間検査や排便造影検査などの専門的検査によって，排便回数減少型は大腸通過遅延型と大腸通過正常型に，排便困難型は「硬便による排便困難」と便排出障害（軟便でも排便困難）に病態分類し，便排出障害はさらに器質性と機能性に分類する．
・複数の病態を併せ持つ症例も存在することに留意する必要がある．
（日本消化器病学会関連研究会 慢性便秘の診断・治療研究会編：慢性便秘症診療ガイドライン2017，2017，p.3より許諾を得て転載）

▶便秘の認知症高齢者のアセスメント

　認知症高齢者の場合，便秘の苦痛を他者にうまく表現することができず，自身でも対処できないことがあり，せん妄やBPSDに繋がることがある．せん妄やBPSDは原因となる苦痛を除去することが改善の原則であり，発症時には急激に症状が悪化し，入院生活や治療へ影響を及ぼすため，早期からアセスメント・ケアしていく必要がある．便秘のアセスメント項目を表2に示す．

　便意の有無については，言語による「便がしたい」「トイレに行きたい」といった訴えだけでなく，そわそわと歩き回る様子や，興奮する様子，低活動になってい

表2　便秘のアセスメント

項目	留意点
既往歴・疾患名	大腸疾患など消化器疾患，パーキンソン病，脳梗塞後遺症，脊髄損傷などの有無
活動量	日中の活動量と睡眠状況
処方薬	NSAIDs，抗うつ薬，パーキンソン病薬，咳止めなど抗コリン作用のある内服の有無，下剤の使用状況
便意の有無	言動の観察
便の状態	量，回数，血液・粘液の付着の有無
便性状	BSFS（ブリストル便形状スケール）
随伴症状・苦痛の有無	腹部膨満感，呼吸困難感の有無
肛門周囲の状態	発赤，ただれ，痔核の有無
腹部症状	腸蠕動音，鼓音，圧痛，蠕動痛の有無
排便動作 ADL	移乗，立ち上がり，ズボン・下着の着脱，姿勢保持，腹圧，あと始末
使用する便器の種類	差し込み便器，ポータブルトイレ，和式/洋式トイレ，（オムツ）
精神状態	意識レベルの変化，BPSD・せん妄の有無
食事・水分摂取状況	摂取量，意欲の有無

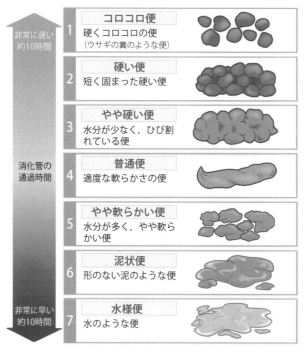

図2　ブリストル便形状スケール

る様子からも「便秘ではないか？」と疑う．

　便の性状はブリストル便形状スケール（BSFS，図2）などを使用すると良い．

　たとえば，いわゆる「硬便」を表す言葉として，コロコロの便，硬い便などの様々

な表現が用いられるが，言葉の印象によってアセスメント結果に個人差が出てしまう可能性がある．BSFS などの共通のツールを利用すれば，看護師同士はもちろん，多職種でみる場合でも排泄ケアに関わる介護士・看護助手も視覚的・客観的に評価ができ，記録記載時や医師・薬剤師との共有時にも利用できる．

　BSFS は便の量や回数でなく，質で評価するスケールであり，毎日排便していても Type 1 では便秘と評価される．Type 3 〜 5 の性状で，排便困難感がない良好な排便を目標とし，多職種チームで共有すると良い．

▶ 便秘に対するケア

　排便プロセスに応じたケア内容を表3に示す．

　ケアを行うにあたっては患者が認知症高齢者であることを考慮し，実施前の患者の理解度に合わせた丁寧な声かけや説明は，認知症ケアの基本に則って行う．

　患者が便意を感じた際には時間を要さず排泄行動に移ることが重要である．麻痺や関節拘縮があったり，指示動作が困難であったりして，移動に介助を要する場合には，ベッドサイドにポータブルトイレを設置することも効果的であるが，認知症高齢者に限らず，排泄は本人の尊厳に大きく関わるシーンである．援助の際にはプライバシーや羞恥心を考慮した環境作りを心がける．

温罨法

　熱湯や電子レンジで 60℃ ほどに温めた蒸しタオルをビニール袋などに入れ，腰

表3　便秘の認知症高齢者へのケア

ケアの目標：排便困難を感じず，完全排便できる	
便意の有無	排便パターンを知って誘導する
	起床後：胃−結腸反射の習慣化
	食事後など腸管が動いて便意を感じやすいタイミングでトイレへ誘導する
トイレの認識	トイレの場所や使い方をフォローする
	視力低下がある場合，眼鏡を使用する
移動	ADLに応じた介助を行う
	段差を無くし，照明を設置する
衣服の着脱	ADLに応じた介助を行い，自身で行える部分は自立を促す
排便	腹部マッサージ
	温罨法
	直腸がまっすぐになり腹圧をかけやすい座位姿勢をとる
	足底をつけるため必要時足台を使用する
	温水洗浄便座を使用しての刺激，摘便，浣腸，薬剤の検討
排便環境	プライバシーに配慮した環境を作る
後始末	ADLに応じた介助を行う

背部を10分ほど，衣類などの上からであれば30分ほど温める．

腹部マッサージ

服を緩め，仰臥位になってもらい，膝を立てて腹部の力を抜いてもらう．指が腹壁に1〜2cm沈む程度の力で行う．大腸の走行に沿って下腹部で「の」の字を描くようにゆっくりマッサージする．

摘便

便を指で掻き出すのではなく，一本指で直腸壁から便を剥がすイメージで旋回させるように実施する．摘便は痛みを伴う処置である．認知症高齢者の場合，海馬の萎縮による近時記憶障害で痛みを伴う処置を忘れてしまうと軽視されることがあるが，不快な思いを伴った記憶は海馬でなく扁桃体に保存されるため，覚えていることがある．次回以降，摘便に対する嫌な記憶からケアへ抵抗したり拒否したりして必要な処置ができなくなる可能性があるため，痛みには十分注意して行う．

姿勢

理想の排便姿勢は，ロダンの彫刻「考える人」の姿勢をイメージする．便座に座るよりもさらに前傾姿勢をとることで直腸肛門角が鈍角となり，少ない怒責で排便ができる（図3）．身長が低いなど，足底が床につかない場合は足台を使用するこ

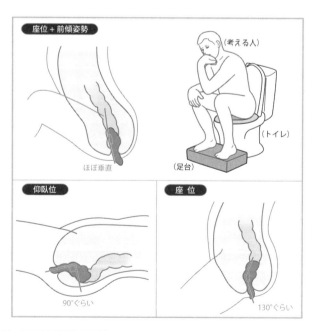

図3　排便姿勢による直腸肛門角の違い

とで容易に前傾姿勢をとることができる.

　便秘へのケアは，まず，便秘にしない，という予防が第一となる．普段から食事内容，水分補給，活動量を観察し，トイレ動作の確認や座位保持訓練を行うことも重要である.

引用・参考文献
1）日本消化器病学会関連研究会 慢性便秘の診断・治療研究会編：慢性便秘症診療ガイドライン2017，南江堂，2017，p.2.
2）同掲1）p.3.
3）田中久美編：ナビトレ新人ナースゆう子と学ぶ 高齢者看護のアセスメント，第1版，メディカ出版，2012.
4）堀内ふき・他編：ナーシング・グラフィカ　老年看護学②高齢者看護の実践，メディカ出版，2019.

4 身体症状のケア ③痛み

▶ 痛みとは

　痛みとは,「実際に何らかの組織損傷が起こった時, あるいは組織損傷が起こりそうな時, あるいはそのような損傷の際に表現されるような, 不快な感覚体験および情動体験[1)]」と定義されている. 痛みは主観的なものという視点をもつことが重要である. 痛みは人が日常の生活を送るうえで様々な支障となり, QOL を下げる. そのため, 痛みをコントロールすることは, その人らしく生活するための支援となる.

　日本は, 例を見ない速さで超高齢化社会を迎えている. 高齢者の増加に伴い, 疾患の罹患や加齢に伴う変化と, それらが複雑に絡み合った痛みに直面することが増加していくと予測される. 高齢者が痛みを抱えると, ADL の低下から関節拘縮や筋力低下などさらなる痛みにつながってしまうリスクもあり, 痛みのコントロールは重要である. ここでは, 高齢者の特徴を踏まえた痛みのマネジメントについて述べる.

▶ 全人的苦痛（トータルペイン）(図1)

　痛みは, 患者の痛みを身体的苦痛だけでなく, 心理的, 社会的, スピリチュアルの側面からも把握し, それらが相互に関連するトータルペインとして理解することが痛みの緩和を図るうえでは非常に重要である. 近年, 核家族化が進行したり, 配偶者の死によって1人暮らしの高齢者が増加するなど, 孤独感, 不安, 死への恐怖など社会的・精神的・スピリチュアルペインを抱えていることが多い. そのため, 高齢者の痛みをアセスメントする際には, トータルペインで評価することが重要である.

▶ 痛みのアセスメント

高齢者は, 糖尿病や腎不全, 心不全などの慢性疾患, 脳血管疾患の後遺症や認知症による認知機能の問題を抱えている場合が多い. そのため, 患者の個別性を考慮して痛みのアセスメントを行う必要がある.

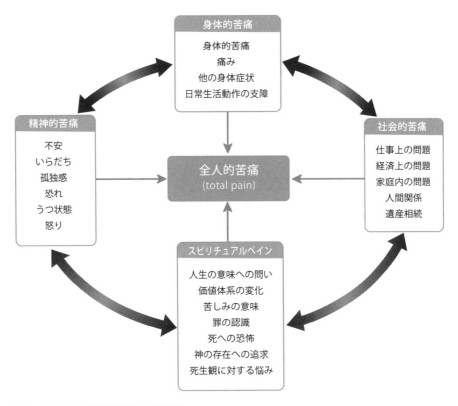

図1　全人的な苦痛の諸因子（WHO）
（淀川キリスト教病院ホスピス編：緩和ケアマニュアル第5版，最新医学社，2007，p.39より改変引用）

日常生活への影響

　食事，移動，排泄などの日常生活が痛みによって支障をきたしていないかを確認する．患者の動作が緩慢になっていないか，利き手を使用できているか，食事はいつもと同じくらいの量を摂取できているか，動作を行うときの表情やちょっとした言動にも変化がないかをみていく．痛みが強く夜間の睡眠を確保できない場合もあるため，睡眠状況も確認する．睡眠状況では，客観的に寝ているかではなく，主観的に熟眠感があるのかを確認する．不眠の場合には不眠の原因を確認するようにする．

　特に認知症高齢者は，自ら痛みを表現することが困難な場合もあるため，ADLなどからアセスメントすることも重要である．

痛みのパターン

- 突出痛

　〈定義〉

　持続痛の有無や程度，鎮痛薬治療の有無にかかわらず発生する一過性の痛みの増強[1]．

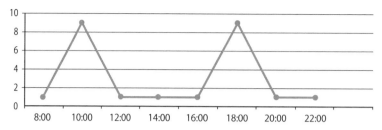

図 2　痛みのパターン例①

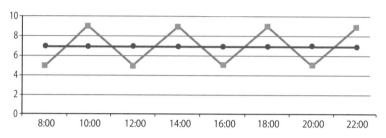

図 3　痛みのパターン例②

• 持続痛
〈定義〉
　「24 時間のうち 12 時間以上経験される平均的な痛み」として患者によって表現される痛み[1].

• 普段はほとんど痛みがないが，1 日に何回か突出痛がある（図 2）.
突出痛に対する薬剤調整を医師と相談する.

• 強い痛みが 1 日中続く場合や，普段から強い痛みが続き 1 日の間にも強くなったり弱くなったりする（図 3）.
1 日中続く痛みを軽減する薬剤調整を医師と相談する.

痛みの強さ

　痛みは主観的なものである. 患者の痛みを医療者が全て同じように把握することは難しい. そのため，痛みの程度を誰でも同じように把握していくことが大切である. 痛みの強さは，ペインスケールなどのツールを活用し評価していく（図 4）.

Numerical Rating Scale（NRS）
　患者に口頭で，痛みがまったくないのが 0,考えられる痛みの中で最悪の痛みを 10 として，当てはまる数字を口頭で伝えてもらう.

Visual Analogue Scale（VAS）
　10cm の線の左端を「痛みなし」，右端を「最悪の痛み」とし，患者に痛みに当

Numerical Rating Scale (NRS)

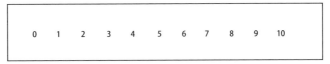

Visual Analogue Scale (VAS) 10cm

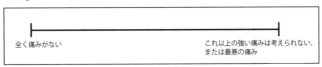

Verbal Rating Scale (VRS)

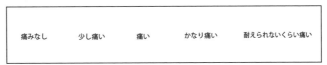

Faces Rain Scale (FPS)

[Whaley L, et al. Nursing Care of infanis and Children, 3rd ed, ST. Louls Mosby, 1987]

図4　痛みの強さの評価表

てはまるところを指し示してもらう.

Verbal Rating Scale（VRS）

　現在の痛みを表している言葉を患者に選択してもらう.

Faces Pain Scale（FPS）

　現在の痛みに一番合う顔を患者に選択してもらう.

　認知症高齢者は,自分が感じている痛みを数字で表現することが難しい場合がある.その際には,Faces Pain Scale(FPS)などの目で見て指し示すことができるツールが活用できる.細かな痛みの表現をすることが難しい患者には,「痛いか」「痛くないか」「我慢できるか」「我慢できないか」などYES／NOで答えられるクローズドクエスチョンにしてみることも方法の1つである.その場合,患者の自尊心に配慮したコミュニケーションにも注意が必要である.そのほかに,前述した日常生活への影響などの客観的情報も併せアセスメントしていく.

痛みの部位

　痛みの部位は,患者から口頭で確認するだけではなく,視診・触診も併せて行って確認する.また,背部・腰部などの大まかな部位だけではなく,右・左・上・下など局所を限定するところまでアセスメントすることが必要である.視診,触診,

画像（X線・CT・MRI），血液データ（炎症所見など），神経学的所見（知覚障害・運動障害・デルマトームの活用）などの客観的情報を合わせて痛みの原因のアセスメントを行う．

痛みの経過

痛みがいつから出現・増悪したのかを確認する（表1）．

高齢者は，脳の変性やダメージを受けることで中核症状として記憶障害をきたすことがある．記憶障害では，体験したことや過去について忘れてしまうため，痛みの経験や経過を忘れ，主観的な痛みの経時的な評価が難しい．その場合，患者には経時的な痛みを確認するのではなく，その時その時の痛みの状況を聞き，医療者が経時的なアセスメントにつなげていくことが必要である．また，患者本人からの情報収集だけではなく，家族から情報を得たり，痛みの経過を確認する痛みの日記帳を使用してみると良い．

痛みの性状

「ズキズキ」「重苦しい感じ」「しびれるような痛み」など性状は様々である（表2）．痛みの性状を確認し，痛みの原因をアセスメントすることは，鎮痛薬や看護ケアの選択につながる．

表1　痛みの経過による分類

急性痛 acute pain	局所に組織を損傷するような侵害刺激が加わることによって生じる痛みのこと．多くは原因との因果関係が明白であり，損傷が治癒すれば痛みも改善・消失することが多い． ex. 疾患（髄膜炎，心筋梗塞など）に伴う痛み，術後痛
慢性痛 chronic pain	初期の痛みの原因と思われる組織損傷が改善した後も持続している痛み．疼痛の伝達・認知機能の異常を生じている状態であり，病相が複雑化していることが多い．長期間の持続によって精神的・社会的障害を生じている場合もある． ex. 帯状疱疹後神経痛，幻肢痛

（堀夏樹・他編：一般病棟でできる緩和ケアQ＆A，改訂版，総合医学社，2012，p.33，表2痛みとは―経過による分類より引用）

表2　がんによる痛みの分類

痛みの分類		例	痛みの特徴
侵害受容性 疼痛	**体性痛**	骨転移痛	局所が比較的明瞭，体動によって痛みが増強，うずくような・鋭い・ズキズキするなど
	内臓痛	胃・大腸などの内圧上昇，肝臓・腎臓の被膜の伸展	痛みの局所が不明瞭，関連痛を示すこともある．鈍痛，締め付けられるような感じなど
神経障害性疼痛		骨転移の神経浸潤など	ビリビリ，しびれるような，知覚が鈍い

表3　痛みの増悪因子と軽快因子

痛みの感じ方を増強する因子	痛みの感じ方を軽減する因子
怒り	受容
不安	不安の減退，緊張感の緩和
倦怠	創造的な活動
抑うつ	気分の高揚
不快感	他の症状の緩和
深い悲しみ	感情の発散，カウンセリング
不眠→疲労	睡眠
症状についての理解不足	説明
孤独感，社会的地位の喪失	人とのふれあい

（武田文和・他監：トワイクロス先生の緩和ケア　QOLを高める症状マネジメントとエンドオブライフ・ケア，第1版，医学書院，2018，p.82，表1痛みの感じ方に影響を与える因子より転載）

痛みの増悪因子と軽快因子

　看護ケアでは，痛みの増悪因子（痛みを感じやすくさせる因子）を少なくし，痛みの軽快因子（痛みを感じにくくさせる因子）を多くケアとして取り入れていくことが支援の1つになる（表3）．

鎮痛薬の効果と副作用

　鎮痛薬の効果判定では，薬剤の吸収開始時間や最高血中濃度到達時間を目安に行っていく．高齢者は，薬物の代謝を行う肝臓や，排泄を行う腎臓の機能が低下していることが多く，鎮痛薬の効果の遅延や，副作用が出現しやすい状況にある．鎮痛薬で使用する非ステロイド性抗炎症薬（NSAIDs）は，副作用として胃腸障害，腎機能障害，肝機能障害，血小板・心血管系障害が起こりやすい．高齢者は，心不全，腎不全を慢性疾患として抱えていることも多く，そのような場合はこれらの副作用が少ないアセトアミノフェンを選択する場合が多い．がん性疼痛では，医療用麻薬が処方されることが多い．医療用麻薬の1つであるモルヒネは，腎代謝であるため使用する際には代謝産物の蓄積による眠気や悪心などの症状を観察していく．高齢者は慢性疾患を抱え服用している薬剤があることが多く，多剤併用（Polypharmacy）が問題となっている．鎮痛薬の使用に関しては，併用の禁忌や同じ薬剤の処方に注意することも必要である．

▶ 看護ケア

　痛みのコントロールでは，薬剤調整と看護ケアを併せて行っていく．患者自身や家族が痛みをコントロールできるようケアの方法を指導していくことも大切である．痛みの感じ方を増強する因子を少なくし，痛みの感じ方を軽減する因子を増やしていけるように支援する．

マッサージ・指圧

　毛細血管の血流を改善することで，代謝産物の蓄積を抑えられ，痛みの悪循環を断ち切ることができる．マッサージは，肌のふれあいによりぬくもりが伝わり，コミュニケーションが促進されることなどで痛みの軽減に役立つ．方法には，さする・揉む・リズミカルにタッピングする・そっと触れるなどがある．その場合，患者の病態を考慮して行う．たとえば，がんの骨転移による痛みの際には，強く押す・叩くなどのマッサージを行うと骨折などの恐れがある．患者の心地よい程度を確認しながら行っていく．また，マッサージの際には，オイルやクリームなどの潤滑剤を使用してみることもお勧めである．アロマオイルでリラックスできる効果のある精油を使用してみる，ボディクリームなどで患者が好む香りを使用してみるなどしてもよい．アロマや初めて使用するクリームは必ず，パッチテストを行う．

体位の工夫

　クッション・タオルなどを活用し，安楽な体位をとれるように支援する．疼痛部位への荷重は避ける．また，体位変換時には患者の体勢が不安定にならないよう身体を2点で支え，揺れや不用意な動きがないように慎重にゆっくり動かす．疼痛が少なくリラックスできる体位は時間の経過とともに変化することがあるため，こまめな調整が必要である．高齢者は，痛みによって不動になることも多く，褥瘡には注意を要する．マットレスの硬さの調整，クッションの利用，定期的な体位変換で筋肉の緊張を緩和し，血流を促していく．病状によっても安楽な体位は異なるため，よりよい体位を患者と一緒に考え続けることも大切である．

温罨法（例：カイロ・温熱の湿布薬・温熱シート・ホットパック・入浴）

　温熱刺激を皮膚表層に加えることで，発痛物質などの排泄を促す．高温よりも低温で持続する方法が好まれる．高齢者は，皮膚感覚刺激の低下や皮膚のバリア機能の低下もあるため，低温やけどに注意する必要がある．こまめに温罨法を行う場所を変える，衣類の上から当てるなど，ケアの提供の工夫が必要である．温罨法は，マッサージや関節可動域運動を行うときにあらかじめ温めておくと効果が高められるため，リハビリと組み合わせて提供していくとよい．

リラクセーション

　リラクセーションの方法として，呼吸法・漸進的筋弛緩法・イメージ療法などがある．高齢者の場合，複雑なことを取り入れて継続していくのが難しいこともある．そのため，深呼吸や肩の力を抜くなどして筋肉の緊張を和らげるなど，声をかけながら取り入れてみる．

コミュニケーション

　患者の痛みをトータルペインとして捉え，苦痛を理解しようとする姿勢が大切である．そのために，表情・外観・身だしなみ・アイコンタクト・姿勢・手の動き・声の調子・話す速さ・リズムに注意してコミュニケーションを図る．

気分転換

　痛みを抱える患者にとって，痛み以外のことを考えたり感じたりする時間は大切である．散歩をしたり音楽を聴いたり，患者が笑うことができるようにコミュニケーションを図るなどして支援していく．また，日ごろの何気ない会話からも，患者の興味があること，楽しみにしていることなどを探り，気分転換ができるように留意したい．医療者は痛みについて勤務ごとに確認してしまう傾向があり，患者がその都度痛みに注意を向けてしまうことにもつながるため，痛みの確認をするタイミングや間隔に注意することは必要である．

チームアプローチ

　痛みに対するトータルペインに対して，チームでの情報共有，役割分担は重要である．高齢者の特徴を踏まえ，身体的苦痛では関節拘縮や褥瘡などの廃用症候群に対しリハビリ部門との連携，経済上の問題などの社会的な苦痛では MSW との連携，死への恐怖などのスピリチュアルペインでは心理士やチャプレンなどの支援を仰いでもよいだろう．

引用・参考文献
1）特定非営利活動法人日本緩和医療学会編：がん疼痛の薬物療法に関するガイドライン2014年版，金原出版，p.18.
2）田中久美編：高齢者看護のアセスメント，第1版，MCメディカ出版，2017.
3）武田文和・他監：トワイクロス先生の緩和ケア　QOLを高める症状マネジメントとエンドオブライフ・ケア，第1版，医学書院，2018.
4）堀夏樹・他編：一般病棟でできる緩和ケアQ＆A，改訂版，総合医学社，2012.

5 BPSDへの対応

▶ 入院中の認知症高齢者をとりまく状況と課題

病院に入院して治療を受けることは，認知症高齢者にとって身体的・社会的・心理的・精神的負担が大きい．認知症の人は，ストレスや変化に弱く，入院によってBPSDが出現することも多い．医療者側の認知症に関する専門的知識やケアの不足から生じることもあり，予防や対応が後手に回ってBPSDを悪化させ，看護師の困難さを助長するという悪循環を生んでいるとの見方もある[1]．

BPSDの症状は多彩であり，激しい精神症状として出現すると治療の遂行が困難になるだけでなく，他患者への影響など，病棟管理上も対応に苦慮することも多い．時には治療のために身体拘束が実施され，本人の尊厳を脅かすだけでなく，後々までもその体験が恐怖となって本人のなかに残っていると聞くことがある．本人，家族，医療者にとってBPSDは苦痛を伴う体験であり，その人に相応しい医療を適時・適切に提供するうえで，医療者がBPSDへの対応力を身につけることは，超高齢社会の病院としての課題となっている．

▶ BPSDとは

BPSDは「認知症患者に頻繁にみられる知覚・思考内容・気分または行動の障害による症状」と定義されている（IPA；国際老年精神医学会，1996）．BPSDの症状には，徘徊，攻撃性，脱抑制などの行動症状と，不安，抑うつ，妄想などの心理症状がある．その出現頻度は，軽度の時期から中等度の時期にかけて増大し，重度になった後はしだいに減少する傾向がある[2]．BPSDは，認知症高齢者の生命，QOLともに低下させる[3]だけでなく，介護者の身体的・心理的負担によって在宅生活を破たんさせるきっかけになることも多い．

▶ 発症要因

BPSDが出現するメカニズムは，認知機能の障害が原因で起こる「物忘れ」や「見当識障害」「判断力の障害」などの認知機能障害を背景とし，そこに身体的要因，心理的要因，社会的要因，環境的要因が作用して出現する（図1）．認知機能障害は認知症に共通してみられる症状だが，BPSDは個別性・多様性があり，複数の要

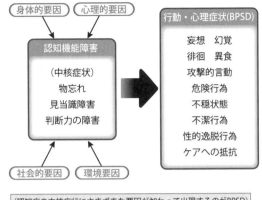

図1 認知症の行動・心理症状（BPSD）の出現原因
（日本認知症ケア学会編：BPSDの理解と対応，ワールドプランニング，2011，p.54．より引用）

因から発症していることが多い．

▶ BPSD のアセスメント

認知機能障害の程度や変化

BPSD の発現の基盤には，原因疾患による神経生理学的な変化がある．それぞれの原因疾患に固有の症状もあるため[4]，BPSD のアセスメントでは認知機能障害のアセスメントが肝要であり，医学的知識が必要不可欠である．

BPSD の要因

BPSD の発症要因を踏まえて，次の視点でアセスメントを行う．

1．薬剤のチェック

高齢者は，薬剤の代謝低下や排泄低下により副作用が出現しやすく，薬剤感受性があるレビー小体型認知症は，より注意が必要である．入院後に開始した薬剤，増量した薬剤を中心に，BPSD の悪化要因となり得る薬剤（表1）がないかを確認する．

2．痛みはないか

痛みは BPSD の発症要因となることが多い[4]．疾患による痛みだけでなく，「長時間の同一体位による痛み」「酸素マスクなど医療器具と皮膚との摩擦による痛み」「ケアのときに手をつかまれたり，足をひっぱったりされる痛み」といったように医療やケアによっても痛みが生じていることがある．痛みを言葉で表現することができずに，BPSD として表出している場合もあるため，本人の様子や家族，施設な

表1　BPSD の悪化の要因となりうる薬剤

薬剤分類	薬剤名
神経系作用薬	抗パーキンソン薬，抗コリン薬，抗不安薬，睡眠導入薬（ベンゾジアゼピン系），抗うつ薬
循環器薬	ジギタリス，β遮断薬，利尿薬
消化器用薬	H₂ブロッカー
抗がん薬	
ホルモン薬	ステロイド
泌尿器科系の薬剤	抗コリン薬（頻尿治療薬）
感冒薬	市販薬も含める

（平原佐斗司：IV-6　行動心理徴候（BPSD）への対応，平原佐斗司 編著：認知症ステージアプローチ入門，中央法規出版，2013, p.224. より引用）

どからの情報を得て，痛みを表現しているサインをキャッチし，状態を評価する必要がある．

3．生活リズムが整っているか

便秘や不眠によって不調を感じて BPSD を発症することがある．一方，医療者が良かれと思って下剤を使用して排便を促すことで，もともとの排便リズムを乱し，苦痛を生じることもある．これまでのリズムで生活できているか，本人の希望に沿っているかなど，本人の満足度の視点でみていく．

4．不快な刺激はないか

認知症高齢者にとって馴染みのないものは不快な刺激となりやすい．たとえば，モニタなどの電子機器の音や光，知らない顔や声，早口の説明，殺風景な入院環境，肌触りの悪い寝衣などである．

認知症の人は，環境からのストレス刺激閾値が低くなり，不安行動や行動障害が出現しやすくなる．そして，閾値を超えたストレス刺激が反復されると，正常行動に戻ることが難しい（ストレス刺激閾値漸次低下モデル；PLST モデル）[5]．環境要因には，介護者との関係性も含まれる．自分自身が認知症の人に及ぼす影響を認知症の人の反応にみる必要がある（図2）．

5．不安などの心理的要因

認知症の人の不安を理解するためには，まず認知症の人がいつもどのような気持ちで過ごしているのかを想像する必要がある（表2）．そのような心の状態にある人が，家族と離れたり，治療を受けたりすることで，どんな気持ちになるだろうか．心の変化は目に見えないが，そのように想像してみることで，認知症の人の視点でBPSD が出現した経過を推測することができるのではないだろうか．これまでのその人の生活習慣や大切にしていること（もの）を知ることは，本人がどうしてそのような言動をするに至ったのかを理解する手がかりになる．

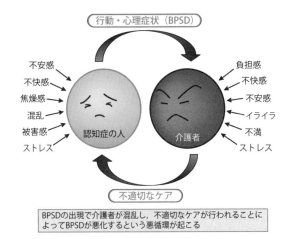

図2　認知症の人と介護者との間に起こる悪循環
（日本認知症ケア学会 編：BPSDの理解と対応，ワールドプランニング，2011，p.56. より引用）

表2　アルツハイマー型認知症の症状に伴う心理的な変化

・体験全体のもの忘れによる不安
・思いどおりに事が運ばないことによる焦燥感
・私たちの「ど忘れ体験」のように，思い出せそうなのに思い出せない不快感
・周囲の人からいろいろいわれることが，身に覚えのないことであることが多く，それを指摘されることによる怒りの感情
・身に覚えがないにもかかわらず，自分のものがなくなったり，周囲が自分の言い分を聞いてくれないことなどに対する被害的な気持ち

（加藤伸司：認知症の人を知る；認知症の人はなにを思い，どのような行動を取るのか，ワールドプランニング，2014，p.20. より引用）

▶ BPSD への対応

　症状がなくなることが QOL の向上につながるばかりではない．周囲との関係性のなかでその人らしく過ごすためには，何をすればよいかを考えていくことが重要であり，非薬物療法から始めることが原則である[6]．

認知症の BPSD の評価

　BPSD の主な評価尺度としては，dementia behavior disturbance scale（DBD スケール）[7]，behavioral pathology in Alzheimer's disease（BEHAVE-AD）[8] がある．スケールで評価することと同時に，その症状が生活のなかでどのように出現するのかなど，生活の視点で聞き取ることが大切である．

BPSD を引き起こしている要因を取り除く

　試行錯誤をしながらケアを行っていくなかで，結果的にその要因が探り当てられることも多く，アセスメントとケアは同時並行となる．その際，「ケアに抵抗した」

と症状だけをキャッチし記録するのでなく,「看護師が腕に触れると突然大声をあげた. そのため, 時間をおいてから訪室し, 飼っている犬の写真を見ながら話をすることで笑顔がみられ, 血圧を測ることができた」など文脈のなかで理解するとケアのヒントが得られることがある. また, 現場ではどうしても症状への対応に陥りがちであるため, 様々なサインを見逃さずに, 本人からのサインとしてキャッチできるアンテナをもっておくようにしたい.

また, 認知症の人は夕方になるとそわそわと落ち着かなくなることがある. 決まった時間になると同じ症状が出現する場合は, その時間に治療やケアをすることは控え, 本人にとってストレスがかからない過ごし方をみつけていくと, 症状が緩和されることもある. また, 家族の協力が得られる場合は一緒に過ごしてもらったり, 多職種と連携して環境を変え, 気分転換を図ったりすることもできるだろう. 対応する側がイライラすると症状が悪化するため, その時間に余裕をもって対応できるように業務調整を図ることも工夫の一つである.

日々のケアをとおして心地良い状態をつくる

認知症の人は変化に弱いため, 本人のペースに合った規則正しいリズムで生活できるようにマネジメントする. また, 認知症の人は環境からの刺激に敏感である. ひげそりや歯ブラシなど, 本人の使い慣れたものを用いて日常のケアを行うことは安心感につながる. 散歩や新聞を読むといった日課など, その人らしく過ごせる時間を1日の中に取り入れるとよい. 女性の場合は髪形を整えるなど, 女性らしさを大切にすることで自分らしさを表現することにもなる. また, 看護師の話し方や態度も環境の一つであり, ストレスになることもあれば, 心地よく感じることもある. 表情や言葉遣いなどのコミュニケーションがケアになっていることを意識しておく必要がある.

薬物治療

BPSD の悪化要因には,「薬剤によるものが37.7%」「身体合併症によるものが23.0%」とされ, これらを合わせると, その悪化要因の少なくとも半数が医原性であるとも考えられている[9]. 症状だけをみて画一的に薬物を使用することで BPSD を悪化させる場合もあり, 使用する際には専門医に相談することをお勧めする. また下記のようなガイドラインも参考になる.

薬物治療の参考になる指針
・認知症疾患治療ガイドライン 2017(日本神経学会, 2017)
・かかりつけ医のための BPSD に対応する向精神薬使用ガイドライン第2版(厚生労働省)
・高齢者の安全な薬物療法ガイドライン 2015;「特に慎重な投与を要する薬物」の

リスト（日本老年医学会，2015）

▶ 成功したケア体験を蓄積する

　　BPSDは個別性の高い症状であるため対応のマニュアル化はできないが，「うまくいったケア」を蓄積することで，ほかの患者へのケアのヒントになったり，看護師の自信につながる．また，「うまくいったケア」を在宅，施設，病院で共有することで地域の認知症ケアの質向上につながるだろう．

引用・参考文献
1）日本老年看護学会：「急性期病院において認知症高齢者を擁護する」日本老年看護学会の立場表明2016
　　http://184.73.219.23/rounenkango/news/pdf/%E8%80%81%E5%B9%B4%E7%9C%8B%E8%AD%B7%E5%AD%A6%
　　E4%BC%9A%E7%AB%8B%E5%A0%B4%E8%A1%A8%E6%98%8E%EF%BC%88%E5%85%A8%E6%96%87%EF%B
　　C%89%E5%85%AC%E9%96%8B%E7%94%A8160820.pdf（2020/1/30閲覧）
2）平原佐斗司：Ⅳ-6行動心理徴候（BPSD）への対応，平原佐斗司編著：認知症ステージアプローチ入門，中央法規出版，2013，p.212.
3）武田雅俊 監：認知症の緩和ケア，新興医学出版社，2015，p.247.
4）長濱康弘：認知症の基礎疾患ごとのBPSDの特徴，Cognition Dementia，9（2）：113-122，2010.
5）Hall RG, et al：Progressively lowered stress threshold：A conceptual model for care of adults with Alzheimer's disease, Arch Psychiatr Nurs, 1（6）399-406、1987.
6）日本神経学会監：認知症疾患ガイドライン2017，医学書院，2017.
7）日本老年医学会：安全な薬物療法ガイドライン2015，日本老年医学会，2015.
8）溝口環・他：DBDスケールによる老年期痴呆患者の行動異常評価に関する研究，日本老年医学雑誌，30（10）：836，1993.
9）日本認知症ケア学会編：BPSDの理解と対応，ワールドプランニング，2011，p.82.
10）朝田隆・他：日本語版BEHAVED-ADの信頼性について，老年精神医学雑誌，10（7）：831-834，1999.

6 せん妄

せん妄は一過性の意識障害であり，入院している高齢者の 25 ～ 40％に合併する[1]．特に認知症高齢者においては発症リスクが 5.2 倍と上がり[2]，入院期間の延長や機能低下を生じるため[3]，医療チームと連携して効果を期待した取り組みも始まってきた．

そのような背景のなか，医療の現場においては，現場の看護師がいかに"早期に""適切に"せん妄症状を捉えるかが要である．しかし，実際は BPSD と類似していたり，予防的対応が有効な初期症状や回復を示す症状などはその判断が難しく見逃されることもある．せん妄は身体疾患を主原因として生じる症状であるため，その経過の多くは身体疾患の増悪・治癒経過と連動するという観点に基づき，症状の連続した評価と発症経過に沿った看護ケアの組み立てや転換が重要と考える．

ここでは，せん妄の基礎知識とともに，症状の評価方法や，せん妄の発症経過に沿った看護ケアを紹介する．

▶ せん妄とは

定義

せん妄とは，「もともと中枢神経系に器質的な脆弱性があるところに，身体的負荷，環境的負荷が加わった結果，脳が機能的に破綻をきたした状態」であり[4]，注意障害を伴う意識混濁を中心とするいくつかの精神神経症状がみられる症候群を指す．その特徴は，**必ず何らかの身体的な原因**から生じるものであり，今までの認知機能からは説明できない**新たな意識障害，認知機能障害が急激に生じ，1 日のうちに良くなったり悪くなったりと変動**し，疾患の回復とともに元の状態に戻るといった**可逆性**である（せん妄の診断基準は第 1 章 - 2 の表 1 参照）．

せん妄の主原因となる身体疾患

せん妄の原因疾患は，脳の機能に破綻をきたすものすべてが該当する．中枢神経系へ直接的侵襲を与える脳疾患をはじめとして，代謝性に脳へ影響を与える臓器不全，意識障害をきたす電解質異常などである．特に，感染（呼吸器，尿路），脱水，薬剤（ステロイド，オピオイドなど）は高齢者の 3 大せん妄原因と言われ[4]，高齢

表1　せん妄の主な症状

注意障害	注意が散漫し会話に集中できない，話題が変わっても前の話を続ける
記憶障害	昔のことは覚えているが，つい最近のことが思い出せない
見当識障害	日時や場所がわからなくなる，よく知っている人もわからなくなる
知覚障害	幻視：実際にはないものが見える 幻聴：実際にしない音が聞こえる 錯視：実在するものを異なって知覚する ex）天井のシミを虫と思い込む
思考障害	妄想：知覚障害の内容を現実と思い込み訂正できない，被害妄想など
精神運動障害	精神運動亢進：興奮，多動，多弁など 精神運動抑制：自発的な行動がない，刺激に反応しない
情動の変動	不安，恐怖，抑うつ，怒り，多幸，無欲など
睡眠覚醒周期障害	夜間不眠，断眠，昼夜逆転

（亀井智子編著：高齢者のせん妄ケア；急性期から施設・在宅ケアまで，中央法規出版，2013，p.8. より引用）

者が意識障害をきたして受診した場合，これらの原因が存在することが少なくない．

せん妄の症状

　典型的なせん妄の症状である "注意障害を伴う意識障害" "睡眠覚醒リズム障害" は，ほぼ全例に認められ，これらに関連して種々の症状（表1）が重なって出現する．

症状の評価のポイント

1．意識障害

　意識障害は，素早く反応できるかという "スピード（覚醒度，清明度）" の軸と，返答の内容がどの程度正しいかという "正確さ（質）" の2つの軸で評価する[4]．いつもとは異なり，視線も合わずボーっとしており（スピードが遅い），質問の答えがちぐはぐで，まとまりがつかない（正確さに欠ける）といった状態は，まさにせん妄による意識障害である．刺激しても覚醒レベルは正常まで上がってこず，覚醒の維持もできないといった，図1に示すようなJapan Coma Scale（JCS）I群に該当するかどうかあたりから傾眠傾向あたりまで落ちている．そして，認知は変容しているため，一応反応はできるものの，周囲の状況を曖昧にしか把握できず辻褄の合わない会話が目立つのが特徴である．回復の徴候としては，覚醒の維持ができ，会話の疎通スピードが正常で違和感を抱かなくなり，的はずれな会話ではなくやりとりができるといった変化で評価できる．

2．注意障害

　注意は，ある刺激に焦点を当てることができ（注意の選択），それを維持でき（注意の持続），次の刺激が入ってもそこに適切に注意を向けることができるか（注意

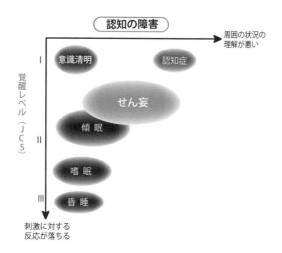

図1　意識障害と状態像との関連
(小川朝生：自信が持てる！ せん妄診療はじめの一歩, 羊土社, 2014, p.24. より転載)

の制御），という3点を意識して評価する．この評価は，日常的な行動の観察や会話から評価可能である．行動からは，何も刺激がない状態で観察すると，服装や布団が乱れている，手元のルートをずっと触って落ち着きがない，人が通る動きに敏感に反応する，などがみられる．また会話では，質問と別の内容を答える，長い話になると話題が徐々にずれていきまとまりがつかなくなる，会話に集中できずキョロキョロする，会話の最中でも周囲の物音にすぐ気が散ってしまう，などの行動が観察される．

　注意障害は頻度の高いせん妄症状のため，"何かおかしい"と感じたときにせん妄を早期発見する指標になるだけでなく，"会話に集中できるようになった""会話の内容がまとまってきた"などせん妄の回復を評価する指標にもなるので重要な指標である．

3．感情の易変動

　ふだん穏やかで人あたりのよい人が，夕方になると決まってそわそわし始め，「もう帰ります！」と怒って興奮するような場合がある．このような情動の変動は，注意力の低下に伴って，さらに周囲の状況を把握できなくなり，焦燥感，不安感が増強することや，前頭葉機能の低下，情動機能自体の機能低下などが原因で生じると言われている[4]．このように人が変わったような感情の変動がある場合，せん妄を疑う症状の一つである．

4．睡眠覚醒リズム障害

　夜間不眠，昼夜逆転，日中の傾眠といった睡眠覚醒リズム障害は，せん妄発症時にはほぼ認められる症状である．これはせん妄症状が夜間に悪化することと重なるとともに，せん妄の責任病巣が脳幹・視床・視床下部と推定されるため，概日リズムが障害されることによると考えられている[4]．そのため，頓用薬を使用しなくて

表2　せん妄のサブタイプ

> **過活動型せん妄**：24時間以内に下記2項目以上の症状（せん妄発症前より認める症状ではない）が認められた場合
> ・運動活動性の量的増加　・活動性の制御喪失　・不穏　・徘徊
>
> **低活動型せん妄**：24時間以内に下記2項目以上の症状（せん妄発症前より認める症状ではない）が認められた場合
> ・活動量の低下　・行動速度の低下　・状況認識の低下　・会話量の低下
> ・会話速度の低下　・無気力　・覚醒の低下／引きこもり
>
> **混合型**：24時間以内に，過活動ならびに低活動型両方の症状が認められた場合

（日本総合病院精神医学会せん妄指針改訂班編：せん妄の臨床指針；せん妄の治療指針，第2版，星和書店，2015，p.15．より引用）

も眠れるようになってきたなど経時的な睡眠の質・量（時間）の評価は，せん妄の回復経過指標として重要である．

5．認知機能障害（見当識障害，記憶障害）

　記憶障害や見当識障害（時間，場所，人）の評価は，"見当識障害による困りごと"に焦点を当てて確認する（例：今どこにいるかわからなくなって，急に怖くなったり，さみしくなったりすることはないですか？　そのようなことでお困りではないですか？）．また，記憶障害の確認は，直前の出来事を取り上げて確認する（例：今日のお昼ごはんは何でしたか？　先ほどの面会の方はどなたですか？）．

せん妄のサブタイプ（症状による分類）

　せん妄は出現の仕方によって，過活動型，低活動型，混合型の3つに分類される（表2）．過活動型せん妄は，興奮，ルート類を自分で抜く，柵を乗り越えて転落するなど，危険な行動として発見されやすいタイプである．低活動型せん妄は，ぼんやりしていて，無気力，無関心で，じっとして動かない状態として出現し，症状に乏しく見過ごされやすいタイプである．混合型のせん妄は，活動レベルは平常で過活動と低活動の間を行き来するタイプである．

　特に低活動型せん妄では，苦痛を生じていないだろうとみなされ，疼痛などの症状緩和が見逃されることがある．認知症高齢者は，「痛くない」と答えたり，ベッド柵をリズムよく叩いたりすることがあるが，身体所見と総合し，その言動にはどんな意味があるのだろうか，苦痛のサインではないだろうか，と推測し積極的に対応することが重要である．また，反応や活動が緩慢になることからうつ病と誤解されやすく，鑑別が重要である（第1章-2参照）．

▶ せん妄の発症因子

　せん妄の発症には様々な要因があるが，それらは①準備因子，②直接因子，③誘

表3　せん妄の原因となる因子

準備因子	□70歳以上　　□認知症 □脳器質性障害の既往（脳梗塞，神経変性疾患，脳転移など） □せん妄既往
直接因子	□脳機能への直接障害（脳卒中，外傷，脳転移，がん性髄膜炎） □手術（特に侵襲の高い手術） □電解質異常（脱水，高Ca血症，低Na血症） □代謝性障害（低血糖，肝性脳症，ビタミンB群欠乏） □内分泌疾患（甲状腺機能低下症，副甲状腺機能異常，副腎不全，下垂体機能低下） □感染症（呼吸器系，尿路感染症） □循環障害（貧血，低酸素血症，心不全） □薬剤（ベンゾジアゼピン系薬剤：抗不安薬，睡眠導入薬，オピオイド，ステロイド，抗コリン薬，抗ヒスタミン薬など） □アルコール多飲（毎日，日本酒換算で2合/日以上）
誘発因子	□コントロールされていない身体症状：疼痛，呼吸困難，排尿障害，便秘，発熱，倦怠感，掻痒感 □睡眠リズム障害　　□睡眠を妨げる夜間の処置 □記憶障害や見当識障害により，入院していることが理解しづらい □感覚遮断：視覚障害，聴覚障害（難聴） □安静・強制的な臥床　　□心理的ストレス □多数のルート類　　□身体拘束

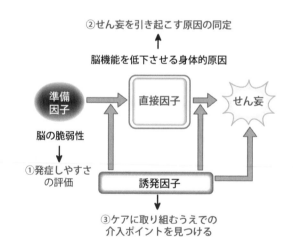

図2　せん妄の発症因子

発因子の3つに整理できる（表3）．準備因子とは，脳自体が機能低下を生じやすい脆弱要因で，70歳以上，脳器質疾患，認知症などが相当する．直接因子は，せん妄の主因であり，直接脳に急性意識障害を生じさせる疾患が相当する．誘発因子は，直接せん妄を生じないものの，脳に負担をかけ，せん妄を惹起する要因で，不快な身体症状や環境要因が相当する．せん妄は，この3因子が図2のように影響し発症すると考えられている．

せん妄症状のアセスメントツール

　現在，せん妄のアセスメントツールはいくつか紹介されている．認知機能の低下を評価するもの（MMSE, HDS-R），今現在の重症度が評価できるもの（日本語版ニーチャム混乱・錯乱スケール；J-NCS），診断と重症度を評価できるもの（せん妄評価スケール 98 年度改訂版；DRS-R-98），スクリーニングに特化したもの（ICDSC, CAM-ICU, DST）などがある．

　市立豊中病院（以下，当院）では，全病棟での活用，簡便さ，点数化によって経時的評価がしやすいという理由で，ICDSC（Intensive Care Delirium Screening Checklist, 表 4）を活用している．ICDSC は 8 項目（1 項目につき該当あれば 1 点）

表4　ICDSC

このスケールはそれぞれ 8 時間のシフトすべて，あるいは24時間以内の情報に基づき完成される．明らかな徴候がある＝1 ポイント：アセスメント不能，あるいは徴候がない＝0 ポイントで評価する．それぞれの項目のスコアを対応する空欄に 0 または 1 で入力する．
ICDSC
1．意識レベルの変化 　（A）反応がないか，（B）何らかの反応を得るために強い刺激を必要とする場合は評価を妨げる重篤な意識障害を示す．もしほとんどの時間（A）昏睡あるいは（B）昏迷状態である場合，ダッシュ（−）を入力し，それ以上評価を行わない． 　（C）傾眠あるいは，反応までに軽度ないし中等度の刺激が必要な場合は意識レベルの変化を示し，1 点である． 　（D）覚醒，あるいは容易に覚醒する睡眠状態は正常を意味し，0 点である． 　（E）過覚醒は意識レベルの異常と捉え，1 点である．
2．注意力欠如 　会話の理解や指示に従うことが困難．外からの刺激で容易に注意がそらされる．話題を変えることが困難．これらのうちいずれかがあれば 1 点．
3．失見当識 　時間，場所，人物の明らかな誤認，これらのうちいずれかがあれば 1 点．
4．幻覚，妄想，精神障害 　臨床症状として，幻覚あるいは幻覚から引き起こされていると思われる行動（例えば，空を掴むような動作）が明らかにある，現実検討能力の総合的な悪化，これらのうちいずれかがあれば 1 点．
5．精神運動的な興奮あるいは遅滞 　患者自身あるいはスタッフへの危険を予測するために追加の鎮静薬あるいは身体抑制が必要となるような過活動（例えば，静脈ラインを抜く，スタッフをたたく），活動の低下，あるいは臨床上明らかな精神運動遅滞（遅くなる），これらのうちいずれかがあれば 1 点．
6．不適切な会話あるいは情緒 　不適切な，整理されていない，あるいは一貫性のない会話，出来事や状況にそぐわない感情の表出．これらのうちいずれかがあれば 1 点．
7．睡眠／覚醒サイクルの障害 　4 時間以下の睡眠．あるいは頻回な夜間覚醒（医療スタッフや大きな音で起きた場合の覚醒を含まない），ほとんど 1 日中眠っている，これらのうちいずれかがあれば 1 点．
8．症状の変動 　上記の徴候あるいは症状が24時間のなかで変化する（例えば，その勤務帯から別の勤務帯で異なる）場合は 1 点．

Bergeron N, Dubois MJ, Dumont M, et al. : Intensive Care Delirium Screening Checklist : evaluation of a newscreenig tool. Intensive Care Med, 27 : 859 - 864, 2001より筆者の許可を得て逆翻訳法を使用し翻訳）
翻訳と評価：卯野木健，水谷太郎，櫻本秀明
（卯野木健・他：ICDSCを使用したせん妄の評価，看護技術，57（2）：45-49，2011）

表5　具体的症状と確認するポイント

症状	具体的な症状と確認するポイント
1. 意識レベルの変化	●意識清明〜軽度意識混濁を行ったり来たり 〈軽度意識混濁時の表出〉 ・ボーっとしている　　　・もうろうとしている ・日中と夜間で別人のように見える ・感情が短時間でころころと変わる ・イライラ感が強く，落ち着かない ・目がギラギラしている
2. 注意力欠如（注意障害）	・ルートを触ったり，身体を起こしたり，横になったり，同じ動作を繰り返す ・今までできていたことができなくなる 　⇒服装がだらしなくなる，ベッドの周りが散らかっている　など ・視線が合わずに，キョロキョロしている ・周囲の音や看護師の動きに気をとられる ・何度も同じことを聞く ・話に集中できない ・質問と違う答えが返ってくる
3. 失見当識	●自分の置かれている状況について概ね見当がついているかどうか （時間）・今日の日付は？　・今は何時頃？　・入院して何日ぐらい？ （場所）・今いる場所は？
4. 幻覚，妄想，精神障害	・幻視 　・いつも見えないものやおかしなものが見える 　・空を掴むようなしぐさ ・被害妄想
5. 精神運動興奮あるいは制止（遅滞）	・不穏，興奮，粗暴行動，危険行動 　・感情が高ぶっていて，突然大きな声を上げる/暴れる/点滴を自己抜去する/柵を乗り越えようとするなどの行動がある ・反応や思考が鈍くなるもしくは，反応しない
6. 不適切な会話あるいは情緒	・話がまわりくどく，まとまらない ・つじつまがあわない，一貫性のない会話 ・易怒性，イライラ感，恐怖感，焦燥感，抑うつ，無感情あるいは困惑
7. 睡眠／覚醒サイクルの障害	・昼夜逆転　　　・一日中眠っている ・不眠：4時間以下の睡眠
8. 症状の変動	日内変動や数日での変化 ・以前と様子の変化がないか，家族や患者と関わっているスタッフに聞く ・24時間を通して，症状の変動がないか

（小川朝生：自信が持てる！ せん妄診療はじめの一歩，羊土社，2014，p.31. を基に筆者作成）

で構成され，4点以上でせん妄ありと評価する．これは，現時点の評価ではなく，8時間もしくは24時間を振り返って評価するため，今現在穏やかであっても，4点以上であるとまだ日内変動しやすい状況にあることが推測できる．実際の評価は表5に示すポイントを参考に行動の観察や会話をとおして行う．

▶ せん妄の薬物療法

せん妄の治療目標は，"鎮静"ではなく，"意識障害を回復させること"である．つまり，意識障害を取り除き，認知機能が回復し，意思決定が可能となり，周囲と

表6　せん妄に用いる代表的な薬剤

薬剤名	半減期（時間）	特徴・注意
注射薬：内服ができない場合		
ハロペリドール（セレネース®）	10～24	・幻覚，妄想，焦燥感に効果あり，鎮静は弱め ・錐体外路症状の発現率が高い
内服薬		
クエチアピン（セロクエル®）	3～6	・鎮静・催眠作用が強い ・半減期が短く持ち越し効果が少ない ・錐体外路症状のリスクが一番低い ・パーキンソン病，レビー小体型認知症で第一選択薬 ・糖尿病では禁忌
リスペリドン（リスパダール®）	4～15	・注意障害，幻覚，妄想への効果は強く，鎮静効果は弱め ・腎排泄のため，腎機能低下時に過鎮静が生じる場合がある
オランザピン（ジプレキサ®）	21～54	・鎮静効果が強い ・半減期が長く，持ち越し効果や過鎮静に注意 ・食欲増進，難治性の悪心・嘔吐にも効果あり ・糖尿病では禁忌
トラゾドン（デジレル®）	6～7	・意欲改善，深睡眠効果あり，昼夜リズムの改善に期待できる ・効果を実感するのに数日かかる

のコミュニケーションが取れる状態を取り戻し，今までどおり（もしくはそれに近い状態で）生活できる状態に回復することがゴールである．

　せん妄の治療指針によると，治療薬は抗精神病薬が使用され，その第一選択薬として注射薬ではハロペリドール，内服薬ではクエチアピン（糖尿病がない場合）が推奨されている[5]．また，興奮を鎮める効果よりも，意欲改善や睡眠を深め昼夜リズムの改善を期待する場合には，抗うつ薬（トラゾドン）が用いられる（表6）．一方，不眠時，不安時に用いられるベンゾジアゼピン系薬剤（トリアゾラム，ゾルピデム，エチゾラムなど）や抗ヒスタミン薬（アタラックス® P）は，意識のレベルをさらに落としせん妄を悪化させるため，可能なかぎり中止もしくは減量することが推奨されている[4, 6]．

薬剤与薬時のポイント

　不穏時，不眠時に使用する抗精神病薬は，原則単剤の反復投与が推奨される．薬効の視点からも，初回の投与から最低1時間は空けて効果を判定する．評価のポイントは意識障害の改善具合であり，投与前に比べて周囲の状況を認識でき，目線を合わせ落ち着いて会話ができるようになったかを確認する．効果があれば，昼間は落ち着いて過ごすことができ，夜間は眠りやすい脳の状態に整い，結果として入眠できる．1時間経過しても意識障害の改善がみられない場合は，初回投与量が足りていないと判断される．その場合は効果がみられるまで同剤を反復投与する．

　副作用の評価では，過鎮静は評価しやすいが，錐体外路症状は見逃されやすい．呂律困難や嚥下障害，小刻み歩行，振戦，固縮，アカシジア（身体全体を動かしたいと駆り立てられるかのような強い衝動があり，落ち着かずイライラする）などの症状に注意し観察する．

▶ せん妄ケア

　せん妄ケアは，せん妄の経過より①予防期，②発症期，③回復期の3期に分けて考えることができる．予防期ではせん妄の発症を予防することを，発症期ではせん妄の重症化を予防することを，回復期ではせん妄から早期離脱を図ることを目標としてケアにあたる（図3）．

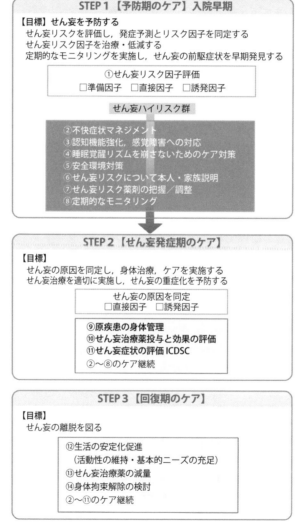

図3　せん妄ケアの流れ

①予防期のケア：せん妄の発症を予防する

　予防期のケアのポイントは，せん妄リスクの３因子（準備因子，直接因子，誘発因子）（表3）を評価し，治療・ケアの対象となるリスク要因を同定・予測することである．そして，特定された因子を低減・除去するために，図3のSTEP 1に示された②〜⑧の予防ケアを選択し，開始する．

　表3のせん妄リスク因子のうち，次のA〜Eの項目は特に重要である．

　A：高齢（70歳以上）
　B：認知症，脳器質性障害の既往
　C：飲酒量が多い
　D：入院時点で全身状態が重度，もしくは侵襲度の高い手術/治療の予定がある
　E：睡眠障害があり，ベンゾジアゼピン系薬剤の使用がある

　A，B項目は，脳の脆弱性に関連し，せん妄の発症に直接影響する．特に認知症高齢者の場合，慣れた環境で問題なく暮らしていても，環境変化や聴き慣れない医療用語が飛び交う環境に順応できず，本来の生活力，認知機能を発揮できないことがしばしばある．そのため，入院前のADL，認知機能（記憶，見当識），病状理解の程度，生活習慣や興奮・混乱の発端になる出来事（例：おなかが空くといらいらするなど）を聴取し，治療に伴う制限（例：絶食）への反応を予測する．そして，安心感や見当識を保てやすいコミュニケーションの工夫や安全で生活しやすい環境の工夫を検討し，病棟全体で統一したかかわりや，環境を準備することが重要である．

　C項目は，アルコール離脱せん妄のリスクが高い．飲酒量が日本酒換算で2合/日以上で，入院の1週間前までに禁酒ができていなければ，離脱予防の治療が対象となる．

　E項目は，ベンゾジアゼピン系薬剤はせん妄を悪化させるハイリスク薬である．不眠が続くとせん妄のリスク因子にもなるため，事前に医師に相談し，薬剤調整することを推奨したい．

　直接因子の同定は，主疾患だけでなく，入院前の生活状況（例：しばらく熱が続き食事ができなかった）や病歴を十分に聴取し，他の疾患（例：脱水や低栄養）を見逃さないことが重要である．また，絶食制限や安静期間，中心静脈ルートなど治療に必要となる誘発因子はあらかじめ主治医と相談し，制限の緩和策や代替案を用意しておくことも重要である．

　そのほか，家族支援も重要である．せん妄を発症した様子を目の当たりにした家族は何が起こっているのか理解できず，認知症と誤解したり，かかわり方に戸惑ったりすることがある．そのため，ハイリスクと判断できた時点で，せん妄の説明と今後の見通しやかかわり方を説明することは重要である．当院では入院時にパンフレットを用いて説明している．興味のある方は，当院ウェブサイトに掲載している

ので参照されたい（https://www.chp.toyonaka.osaka.jp/section/senmou/pdf/leaflet.pdf）.

②発症期のケア：せん妄の重症化を予防する

　発症期のケアのポイントは，①混乱の状況を把握しその原因を同定すること，②原因の除去・低減に努めせん妄の重症化を予防すること，である.

　患者の言動（特に注意障害，意識障害，感情の易変動）からせん妄徴候を捉えたら，必ず身体的原因が存在すると考え，その原因を同定する. せん妄は複数の要因から生じるため，その前後の発熱，呼吸，血圧の変化，新たな薬剤の開始，電解質異常などから主疾患以外の原因も検索する.

　誘発因子では，疾患に伴う〔症状管理〕を積極的に行い，不快症状の緩和に努める. 患者は意識障害を生じているため，自ら不快症状を訴えることが難しい状態にある. そのため症状（特に痛み）が放置され，その結果睡眠リズム障害をきたし，せん妄の増悪を招く場合がある. "不機嫌さ""手足をバタバタさせている""おーい，おーいと何度も叫ぶ"という言動が，不快症状の表現であることもある. そのような言動がみられる時間帯や活動との関連，そして自律神経症状，血液検査所見などの客観的所見を含めて言動の意味を読み取り，予測して症状緩和に努めることが重要である. 同時に，身体疲労がピークでもあるため，体力の消耗を最小限にし，安寧に過ごせるよう〔環境調整〕を行う（表7）.

　同時に実施される薬物療法では，定期薬として投与時間が指定される場合と，不穏時に投与という包括指示で投与指定される場合がある. 包括指示の場合，看護師に投与のタイミングが任されるため，その判断が重要である.

　せん妄の発症は，突然重症化した症状が生じるのではなく，軽いものから始まり，連続した経過をたどり，徐々にせん妄が重症化しピークに達していく（図4）. ピークに達した時点では，最適な薬剤を最大量使用したとしても効果が得られにくく，結局「一睡もできず，ずっと興奮していた」ということになり，その代償として「朝方から過鎮静」といった副作用のみ残存する場合がある. それを回避するためにも"投与のタイミング"がポイントである. "そわそわしていて落ち着かない""多弁""些細なことでも不機嫌になる"など前駆症状が出現し始めた時期に合わせて投与することで，最小量の薬剤で最大の効果を得られることが多い.

●発症期のかかわりのポイント

　発症時には，ケアする**私たちの態度そのものがせん妄を助長させる**ことがある. たとえば，"ベッド柵を乗り越えようとする"などの行動は一見危険な行動にみえるが，意識障害下にあり正常な判断ができず，それでも"何とか自分で解決しようと奮闘している姿"と推測できる. そのため，ゆっくり近寄り「どうされましたか？」「何か困っていることがありますか？」など，今まさに生じている困り事や心配事に焦点を当てて声をかけ，解決できることを考えていくかかわりが重要である.

表7　主なせん妄ケア（誘発因子のケア）

症状管理	不快症状の緩和	・疼痛：術後疼痛，がん性疼痛，整形外科的疼痛でADLの障害となりうるもの→疼痛マネジメント ・呼吸困難：肺炎，心不全→十分な酸素投与，労作性呼吸困難による心負荷の予防 ・口渇：脱水→補正，口腔ケア，飲水励行 ・便秘，排尿障害→排便コントロール，残尿，カテーテルの早期抜去検討 ・倦怠感→十分な休息，安楽な体位調整
環境調整	状況理解の補助・補完，見当識の強化	・適度な照明とわかりやすい標識・表示をする ・時計やカレンダーを見えるところに設置する ・日常会話に，場所，日付や時間をさりげなく入れ，見当識をつける ・家人・友人の面会や使い慣れたものを持参してもらい，安心感を促したり，混乱を緩和する
	感覚障害への対応	・補聴器，メガネ，入れ歯の装着
	快適な環境	・ルート類を見えない位置，手に触れにくい場所に整理する ・ルート類を最小限にする　ex）夜間点滴の中止，オムツ尿測への変更 ・夜間の足元を明るくする（ルームランプ）
	活動性の維持	・可能なかぎり早期離床を促し，可動域の運動を実施する ・日中はなるべく寝入ってしまわないような状況に整える：頭部ヘッドアップ，座位，好みのテレビ，音楽鑑賞，面会，ベッド上で可能な作業療法 ・リハビリの開始
	睡眠覚醒リズムの維持	・日中は明るく，夜間は足元がわかる程度の照明をつける ・夜間の不快な音を減らす ・睡眠中の処置・ケアは避ける（巡回時間の検討） ・夜間頻尿につながるような連続した輸液や利尿薬は避ける ・薬剤：ベンゾジアゼピン系薬剤の多剤併用は注意．処方を見直す

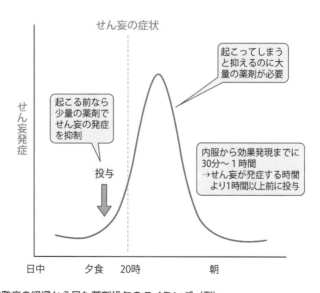

図4　せん妄発症の経過から見た薬剤投与のタイミング（例）

　しかし，ひどく興奮してしまったときは，何をしても効果は得られない．安全を確保し，今は刺激を与えないよう一旦その場から離れて落ち着くのを待つこと，人や場所を替えてケアするという**かかわりのタイミングを見極める**ことも有用である．また，せん妄発症時はふだんならさほど気にならないことが気になってしかたなく，それが契機となってせん妄を助長する場合がある．たとえば，膀胱留置カテーテル挿入中にもかかわらず「トイレに行きたい」とひどく興奮して訴え，カテーテル挿入中であることを説明するとさらに興奮するといったことが起こる．離床ができる状態であれば，カテーテル挿入のままトイレに行き，便器に座るだけでも落ち着くことを筆者は度々経験している．要は，私たちの常識の枠を超えて，相手の不快感情やニーズを想像し，可能なかぎり**その人の生理的ニーズを満たせるようなケアを工夫することが重要**である．

③回復期のケア：せん妄からの離脱を図る

　回復期のケアのポイントは，身体状態の回復に合わせて心身の力を発揮できるよう生活リズムを整え，せん妄の離脱を図ることである．身体状態の回復徴候は，バイタルサインだけでなく，今まで"しんどい"とすぐに閉眼していた方が，覚醒を維持でき，返答の内容が正確で，自ら会話を発展できるような変化がみられたときである．これは，意識，見当識，記憶，思路，意欲など，せん妄症状の改善徴候と捉えることができるため，ケアの段階を STEP 3 へ切り替える時期である．生活の安定化のためにその人らしい生活リズムを整えること，そして薬剤の減量，身体拘束解除に向けた検討を行うことで，せん妄からの離脱につながると考える．

　しかし，身体が回復しせん妄も離脱したにもかかわらず，急に"最近怒りっぽい""夜間興奮するようになった""眠れなくなった"ということがまれにある．これは，新たな疾患（特に感染）を合併したときに生じる徴候で，バイタルサインや血液データから異常値が出る 2 ～ 3 日前に出現するのが特徴である．不調を適切に伝えられない認知症高齢者においては重要なサインとなるため，急な変化に敏感となり，日頃からその方の認知機能のベースラインと比較して，今日はどうかという視点でかかわることが重要である．

引用・参考文献
1）Inouye SK：The dilemma of delirium.Clinical and research controversies regarding diagnosis and evaluation of delirium in hospitalized elderly medical patients, Am J Med, 97（3）：278-88, 1994.
2）Elie M, Cole MG, Primeau FJ, Bellavance F：Delirium risk factors in elderly hospitalized patients, J Gen Intern Med, 13（3）：204-212, 1998.
3）Fick DM, Steis MR, Waller JL, Inouye SK：Delirium superimposed on dementia is associated with prolonged length of stay and poor outcomes in hospitalized older adults, J Hosp Med, 8（9）：500-505, 2013.
4）小川朝生：自信が持てる！せん妄診療はじめの一歩，羊土社，2014.
5）日本総合病院精神医学会編：せん妄の臨床指針；せん妄の治療指針，第 2 版，星和書店，2015.
6）酒井郁子，渡邊博幸：せん妄のスタンダードケアQ＆A 100，南江堂，2014.
7）守本とも子：高齢者のせん妄，すぴか書房，2014.
8）一瀬邦弘，太田喜久子，堀川直史：せん妄 すぐに見つけて！すぐに対応！，照林社，2002.
9）亀井智子：高齢者のせん妄ケア；急性期から施設・在宅ケアまで，中央法規出版，2013.

⑦ 転倒・転落

　超高齢社会のわが国では，一般病棟に入院する高齢者数の増加に伴い，身体疾患の治療目的で入院する認知症高齢者が増加している．一般病棟では，入院時からツールを用いたアセスメントスコアシートや日々の丁寧な観察，頻回な巡視などにより転倒・転落の予測，予防をしているものの，防ぎ切れていないのが現状である．その結果，インシデントレポートのうち高齢者の転倒・転落が占める割合は高くなる．このようななか，要介護と認定される主な原因は様々であるが，認知症が18.7％と最も多く，次いで脳血管疾患15.1％，高齢による衰弱13.8％，骨折・転倒12.5％の順である[1]．認知症高齢者は疾患や症状の特性上，転倒リスクが高いと言われている．ここでは，認知症高齢者の特徴を踏まえた転倒・転落の発生要因と，転倒・転落予防策について述べていく．

▶ 認知症高齢者の特徴を踏まえた転倒・転落の発生要因

　高齢者の転倒の要因は，身体疾患や加齢による変化などの内的要因と生活環境などの外的要因に分類され，それらが複雑に関連して発生する．さらに認知症では，認知症特有の症状による影響により転倒のリスクが高まる．認知症高齢者だから転倒しやすいのではなく，認知症の症状により転倒のリスクが高まるのである（図1）．

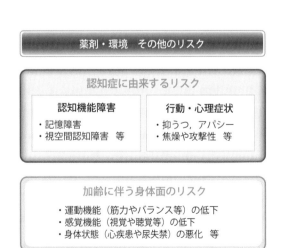

図1　認知症高齢者の転倒リスクの特徴
（河野禎之：認知症高齢者の転倒の特徴と予防, J Clin Rehabil, 24（11）：1084, 2015. より引用）

認知症高齢者の主な転倒要因を次に挙げる.

- ・認知症に伴う認知機能の低下
- ・認知症に伴う身体の症状や運動機能障害
- ・薬剤の副作用
- ・入院や治療などの影響

認知症に伴う認知機能の低下

認知症の中核症状には，記憶障害，見当識障害，失語・失行・失認，実行機能障害がある．これらの症状が転倒に直結するとはかぎらないが，ほかの要因が関連することで転倒が発生することがある.

認知症は疾患名ではなく状態像であり，原因疾患が多数ある．高齢者の認知症の原因疾患としては，アルツハイマー型認知症，血管性認知症，レビー小体型認知症が多くを占めている．アルツハイマー型認知症では，早期から記憶障害が出現し，進行に伴い見当識障害や失語・失行・失認，実行機能障害が出現することが特徴的である．記憶障害そのものが転倒の直接的な要因になることは少ない．しかし，物や人，空間の配置の情報を処理する能力が障害される視空間認知障害や，血管性認知症に多い半側空間無視などにより目の前の物を認識できないことで歩行時に衝突したり，段差につまずいて転倒が起こる可能性がある．加えて，病態失認による片麻痺の否認においても，さらに転倒リスクが高まる.

認知症に伴う身体の症状や運動機能障害

血管性認知症では，脳内神経細胞の壊死による局所神経障害から歩行障害や麻痺，感覚障害などが生じ，立位や歩行時にバランスを崩しやすくなる．特に，痙性片麻痺歩行は転倒のリスクが高い．また，レビー小体型認知症では，中核的な特徴としてパーキンソニズムがあり，パーキンソニズムは振戦，固縮，無動，姿勢反射障害を四徴候としている．歩行は前傾姿勢で歩幅が狭くゆっくりであるが，徐々に加速されることで前方へ転倒することや，姿勢反射障害により後方に転倒することがある．アルツハイマー病でパーキンソニズムを合併すると，視空間認知障害や注意障害により転倒を繰り返すことがある.

入院を機に認知症高齢者の運動機能が一時的に低下することがあるが，適切な介入がなされないと筋力低下や関節拘縮などの廃用症候群が生じやすくなり，さらに転倒のリスクが高まる．加齢に伴う視力，聴力などの感覚機能の低下も転倒に影響する.

表1　精神機能・運動機能の低下により転倒を引き起こすリスクを高める主な薬剤

症状	主な薬剤
眠気 ふらつき 注意力低下	・ベンゾジアゼピン系睡眠薬・抗不安薬 ・抗精神病薬（統合失調症治療薬） ・ヒスタミンH₁受容体拮抗薬
失神 めまい	・高血圧症治療薬（カルシウム拮抗薬，α₁遮断薬，利尿薬，ACE阻害薬，AⅡ受容体拮抗薬など） ・糖尿病治療薬（SU薬，インスリンなど） ・抗コリン薬（クラスⅠa群不整脈治療薬，鎮痙薬など）
せん妄	・パーキンソン病治療薬 ・中枢性抗コリン薬 ・H₂受容体拮抗薬 ・β遮断薬 ・ベンゾジアゼピン系抗不安薬 ・ジギタリス製剤 ・麻薬
失調	・抗てんかん薬
脱力 筋緊張低下	・筋弛緩薬 ・ベンゾジアゼピン系睡眠薬・抗不安薬
パーキンソン様症状 （錐体外路障害）	・抗精神病薬（統合失調症治療薬），抗うつ薬 ・制吐薬 ・胃腸機能調整薬
起立性低血圧	・抗うつ薬 ・高血圧治療薬（α₁遮断薬） ・排尿障害治療薬
視力障害	・抗コリン薬（クラスⅠa群不整脈治療薬，鎮痙薬など） ・抗結核薬 ・副腎皮質ホルモン

薬剤の副作用

　薬剤によっては転倒を引き起こしやすいものがある．なかでも睡眠薬や，服用している薬剤の種類の多さは転倒との関連が強い．そして，薬剤の作用，副作用によって生じる精神・神経機能や運動機能の低下が転倒を引き起こしやすい．

　認知症高齢者は入院により生活リズムが乱れることがあるため，睡眠障害に対して睡眠薬が使用されることもある．しかし，睡眠薬は催眠，鎮静，筋弛緩作用があり，眠気，ふらつき，注意力の低下などを引き起こすため，夜間中途覚醒した場合に慣れないベッドからトイレまでの移動時などに転倒が起こる可能性がある．また，高齢者の場合，加齢に伴う肝機能，腎機能の低下により体内に薬剤が蓄積されやすくなることも特徴であるため，入院中の認知症高齢者への薬剤の使用には十分留意する必要がある（表1）．

入院や治療などの影響

　身体疾患の治療目的で入院した認知症高齢者は，疾患や治療，検査に伴う苦痛や，

表2　転倒に関連した危険な行動

1	突発的な行動をとる
2	興奮して動き回る
3	看護・介護援助に対して抵抗する
4	車椅子の座位姿勢バランスが崩れる
5	危険に対して意識せずに行動する
6	指示に従わず1人で行動（移乗・トイレ・歩行など）しようとする
7	状態が悪い時でも普段と同じような行動をする
8	車椅子から急に立ち上がったり，歩き出そうとする
9	実際はできない行動（歩行・立位・移乗など）を自分1人でできると思って行動する
10	尿意・便意を感じると，突発的にトイレに行こうとする
11	尿意・便意が気になって落ち着かない

（鈴木みずえ：認知症高齢者の転倒の特徴と予防対策, Modern Physician, 34(10)：1183, 2014. より転載）

これまでの生活環境や生活リズムが急激に変化することで認知症の病状悪化が誘発されることがある．これらは認知症高齢者にとってはストレスであるため混乱状態が引き起こされ，なぜ入院しているのか，ここはどこなのかがわからなくなるといった記憶障害や見当識障害に加え，それらが焦燥や興奮へとつながり，さらに周囲のものなどへの注意力，視空間認知能力，状況判断力の低下が重なり転倒につながりやすい（表2）．

　病院は認知症高齢者にとっていつもと異なる生活環境であり，安静期間が長期化すると筋力，運動機能の低下を生じ実行機能障害が悪化することがあるため，排泄行動一つをとっても入院前と同様に行うことが難しくなる．そのうえ，点滴やチューブなどの付属物が必要な状況では，その必要性への理解が難しく安全を優先した行動がとれなくなり，それらにつまずき転倒したり自己抜去予防のため行動を制限することが転倒に影響したりする．

　一方，看護師側の要因としても，身体疾患の治療目的で入院している認知症高齢者本人よりも，身体疾患の治療そのものへ目が向けられていることが少なからずあり，そのことが転倒につながる要因であるとも言える．しかし，治療優先，転倒のリスクが高いがために，本来は動ける，動きたい認知症高齢者に身体拘束を実施せざるをえないことに対してジレンマを抱えているのも事実である．

▶ 認知症高齢者の特徴を踏まえた転倒・転落予防策

　加齢に伴う身体機能の変化に加え，認知症特有の症状，身体疾患，そして薬剤や入院環境が認知症高齢者の転倒要因になる．認知症高齢者が安全で，安心して治療を受けられるようにするためには，これらの要因を踏まえて対策を検討する必要がある．そして，常に基本とするのは認知症高齢者の尊厳を大切にした視点であり，同時に声にならない声に耳を傾け行動の意味を理解しようとしたうえで，転倒リスクを十分にアセスメントするとともに予防策を検討することである．

入院前の生活や人生史をケアに生かす

認知症高齢者が入院したときには，本人が体調の不調や苦痛などを表現しにくいことにより，すでに病状が悪化していることがある．そのような状態においては，看護師は身体疾患や治療に注目しやすいが，認知症高齢者の場合は特に生活をみる視点が重要である．入院前の生活やこれまでの人生を現在の状況と照らし合わせながら転倒・転落の予防策を検討していくことは，認知症高齢者一人ひとりに合わせたオーダーメイドの対応につながるのである．

生活リズムを整える

まずは生活リズムを把握する．ここで重要なのは，入院前はどのような生活を送っていたかを確認することである．睡眠や覚醒のリズムだけでなく，生活全般として食事，排泄，活動状況などの情報を本人および家族から確認する．そのうえで，入院中どのような生活リズムとなっているかをありのままに記載する．なお，筆者はこのとき日常生活リズム把握シートを使用している（図2）．シートに記載することで，交代勤務をしている看護師は自分が不在時の情報を知ることができ，自分の勤務帯だけでなく認知症高齢者が一日をどのように過ごしているかを点ではなく線で確認することができる．入院前の生活リズムと入院後の情報を照らし合わせながら，どのように介入していけば生活リズムが整うかをチームで検討し，皆が統一したケアができるようにケアプランに追加する．また，実施したケアと併せてその後どのように一日を過ごしているかを引き続き記載することでケアの効果を評価するとともに，シートを見れば実施したケアが一目瞭然であるため，ケアの可視化にもつながる．

日常生活リズム把握シートを用いた具体的な介入として，特に排泄ケアについて次に述べる．

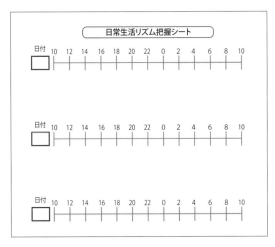

図2 日常生活リズム把握シート

●排泄の自立を支援

　認知症高齢者の転倒発生の時間帯は夜間から朝方にかけて多い傾向にあり，尿意がありトイレに移動しようとする際に転倒することが多い．排泄という一連の動作には，場所に関する見当識や，排泄動作の順序に関する実行機能が含まれており，どの部分に支援をすれば本人のもつ能力を維持できるかの視点も重要である．しかし，忘れてはならないのは自尊心への配慮と不安や恐怖をもたらさないかかわりである．排泄は特に羞恥心が伴い，介助が必要な場合はそれが苦痛となる．羞恥心や苦痛が最小限となるように，さりげない言葉かけや本人のペースに合わせた介助が必要である．日常生活リズム把握シートから入院前も含めた排尿パターンを確認し，さらに排泄動作の状況を把握することで，本人のもつ能力を踏まえたうえでの転倒予防と排泄の自立に向けたケアを同時に検討することができる．

療養環境を整える

　入院前からの状態を含めて，認知症の程度や出現している症状，特に視空間認知障害や見当識障害の現状を十分把握したうえで，転倒リスクをアセスメントし，本人・家族と相談しながら転倒予防の環境を整えることが重要である．

　入院中は，治療や検査のために点滴やチューブなどの付属物が必要な場合がある．それらが転倒発生の要因となることもあるため，引っかかりやつまずきのきっかけとならないような環境整備が必要である．また，ベッドの高さやごみ箱が見えて届く位置にあるか，病室に窓があり昼夜の確認ができるかなどにも配慮し，視空間認知や見当識を考慮した環境を整えることも重要である．

本人・家族との十分なコミュニケーション

　入院中の認知症高齢者にとって最も身近な存在が看護師であるが，看護師が認知症高齢者の転倒予防に様々な策を講じ実践している最中にも，人員不足や突発的な行動に対応しかねるといった理由で身体拘束に至ることがある．しかし，身体拘束の前に客観的な判断に基づいた十分なアセスメントを行い，積極的にできるケアに取り組むことが最も重要である．本人・家族がどうしたいかを確認したうえで，転倒リスクを多角的にアセスメントした内容を十分説明し，予防策について相談しながら進めていくことが本人の意思を尊重したケアにつながる．その際，視覚や聴覚にも配慮し，状況によっては補聴器や眼鏡などの使用を促しながらコミュニケーションを図ることを心がけることも重要である．しかし，認知症高齢者が医療者に言えない，言いにくい，そして言語的コミュニケーションが難しい場合もある．そのような場合には，日頃から非言語的コミュニケーションをとることや，本人・家族のペースに合わせたコミュニケーションにより，声にならない声を聴こうとすることが一方的な予防策ではなく認知症高齢者を主体としたケアになると考える．

オーダーメイドの対応を目指す

　身体疾患の悪化だけでなく，認知症の病状と ADL が低下することなく退院となるようにするためには，「一人ひとりの患者について，認知機能，生活機能，生活スタイルなど様々な情報を多角的にアセスメントし，一人ひとりオーダーメイドで対応の仕方を検討し，ケアにかかわる者全員が決めたことに取り組めるようにする」[2]．認知症高齢者のさらなる増加が予測されている今，身体拘束への依拠ではない，転倒予防策への価値の転換が喫緊に求められている．

引用・参考文献
1）内閣府編：令和元年版高齢社会白書，ぎょうせい，2019，p.31.
2）湯浅美千代：看護師認知症対応力向上研修テキスト，東京都福祉保健局高齢社会対策部，2013，p.102.
3）小原淳：服用薬剤と転倒リスクとの関連，Geriatr Med，53（8）：812，2015.
4）古川裕之・他：ナーシング・グラフィカ 臨床薬理学，第4版，メディカ出版，2016，p.34.

8　身体拘束

▶ 急性期治療を担う一般病院での認知症高齢者の身体拘束

　　急性期治療を担う一般病院（以下，急性期病院）は，目的とする入院治療が安全かつ円滑に提供できるように効率的にケアを行う必要に迫られており，2019年の全国調査によれば，急性期病院に入院する認知症患者の約4割に身体拘束が実施されていることが示された[1]．2016年に新設された認知症ケア加算には，身体拘束を実施した日は100分の60に減算される要件がある．認知症患者への身体拘束の最小化はこの加算のねらいの一つである．2018年には，急性期病院であっても身体拘束しない取り組みが報告されているように[2]，昨今では身体拘束の最小化に向けた機運が高まっている．ここでは，認知症高齢者への身体拘束について改めて検討したい．

▶ 認知症高齢者が併せもつリスクと身体拘束

　　認知症高齢者（高齢者）をリスクマネジメントの視点からアセスメントすれば，リスクの塊といっても過言ではない．このことから医療者は，「認知症高齢者（高齢者）＝困った患者」ととらえていないだろうか．一般的に，私たちは，周りの環境と自分の能力や機能から状況判断し，危険を回避することができる．しかし，高齢者は聴覚や視覚などの感覚機能の低下により外部からの情報収集が困難となり，環境への順応力が低下する傾向がある（表1）．

　　加齢に伴う身体的変化に加えて，認知症になれば，記憶障害，実行機能障害，失

表1　加齢に伴う感覚・精神機能の変化

視覚	・角膜や水晶体の生理的変化，白内障，黄斑部変性によって視力は低下する ・色覚の低下（特に青，緑） ・視野内に高輝度の照明器具があると物が判別しにくい ・暗順応、明順応ともに時間を要する ・移動時に視線が地面に向きやすい
聴覚	高音域の聴力の低下，周波数選択性の低下，時間分解能の低下
体性感覚	温度覚，痛覚，触覚，関節位置覚，関節運動覚などが低下
記憶	記銘，保持することが難しい．エピソード記憶は加齢の影響を受けやすい

（中條浩樹：高齢者の転倒と予防 感覚・認知機能からみた転倒予防のための生活環境整備，PTジャーナル，53(1)：29-35，2019／水谷信子監：最新老年看護学，第3版，日本看護協会出版会，p.90-91，p.124-127．を参考に作成）

認，失行などの中核症状によって周囲の状況や自己の身体状況の認識ができず，混乱を招きやすい．また，急性期病院に入院する認知症高齢者の場合は，身体的不調からせん妄を起こす可能性が高い．せん妄とは「急性で続発性の脳機能障害」であり，意識障害である[3]．認知症高齢者が意識障害を起こせば，周囲の環境を含めた自己の身体状況の認識が困難になり，ますます混乱が助長される．

そのような状況下では，認知症高齢者は必要な医療についての説明を十分に理解できず，安静が保てなくなる．また，中心静脈カテーテル，気管内挿管チューブなどのルートやカテーテル類の自己抜去のリスクが高くなることも予測される．アルツハイマー型認知症を中心とした認知症では転倒リスクが2倍以上と高い[4]と言われており，転倒予防にも十分に努めなければならない．このように，直接的な生命への危険が生じるおそれがある場合には，安全な治療と医療行為の実施のために，やむなく身体拘束が検討される場合もあるだろう．しかし，身体拘束は当人の尊厳が脅かされる状況となるため，実施にあたっては本当に「やむを得ない」状況なのか慎重な検討が必要である．

身体拘束とは

身体拘束とは「何らかの用具を使用して，利用者の自由な動きや身体活動，あるいは利用者自身が自分の身体に通常の形で触るのを制限すること」と定義されている[5]．厚生労働省は禁止される身体拘束の範囲について11項目を示している（表2）．このなかには，監禁・隔離，不適切な治療，過度な向精神薬の使用も含まれている．

身体拘束は介護保険施設などではすでに禁止されており，どうしても拘束することが緊急でやむを得ない場合として，表3の条件を満たす場合のみ認められることもある（切迫性，非代替性，一時性）[5]．そのため，急性期病院でも，①医師による必要性の判断，②医療チームでのケア方法の検討，③本人・家族の承諾，④必要

表2　身体拘束の禁止の対象となる具体的な行為

① 徘徊しないように，車いすいす，ベッドに体幹や四肢をひも等で縛る．
② 転落しないように，ベッドに体幹や四肢をひも等で縛る．
③ 自分で降りられないように，ベッドを柵（サイドレール）で囲む．
④ 点滴・経管栄養等のチューブを抜かないように，四肢をひも等で縛る．
⑤ 点滴・経管栄養等のチューブを抜かないように，または皮膚をかきむしらないように，手指の機能を制限するミトン型の手袋等をつける．
⑥ 車いすいすからずり落ちたり，立ち上がったりしないように，Y字型拘束帯や腰ベルト，車いすテーブルをつける．
⑦ 立ち上がる能力のある人の立ち上がりを妨げるようないすを使用する．
⑧ 脱衣やおむつはずしを制限するために，介護衣（つなぎ服）を着せる．
⑨ 他人への迷惑行為を防ぐために，ベッドなどに体幹や四肢をひも等で縛る．
⑩ 行動を落ち着かせるために，向精神薬を過剰に服用させる．
⑪ 自分の意思で開けることのできない居室等に隔離する．

（厚生労働省「身体拘束ゼロへの手引き」，2001．より引用）

表3　緊急やむを得ない場合の対応

介護保険指定基準上，「当該入所者（利用者）または他の入所者（利用者）等の生命又は身体を保護するため緊急やむを得ない場合」には身体拘束が認められているが，これは，「切迫性」「非代替性」「一時性」の三つの用件を満たし，かつ，それらの用件の確認等の手続きが極めて慎重に実施されているケースに限られる。
切迫性：利用者本人または他の利用者等の生命または身体が危険にさらされる可能性が著しく高いこと
非代替性：身体拘束その他の行動制限を行う以外に代替する介護方法がないこと
一時性：身体拘束その他の行動制限が一時的なものであること

（厚生労働省「身体拘束ゼロへの手引き」，2001. より一部抜粋）

性について定期的な評価という手続きが求められている．身体拘束は慎重に行われる必要があり，さらに倫理委員会などの第三者による実態把握，適切性の評価が行われる必要がある[6]．

身体拘束による弊害

2001年に厚生労働省が作成した『身体拘束ゼロへの手引き』[7]では，身体拘束によって身体的弊害，精神的弊害，社会的弊害が起こるとされている．身体拘束によって，局所の圧迫に伴う循環障害（肺塞栓，深部静脈血栓も含む）・神経障害，圧迫やずれ，摩擦によるスキントラブル，関節可動域の制限に伴う拘縮などの二次的な身体合併症を起こす可能性がある．また，身体拘束は被拘束者の自由を奪うという権利擁護の観点から患者への精神的弊害があるだけでなく，施設に対する社会的不信や偏見を招くといった社会的弊害も起こり得る．

したがって，身体拘束の実施にあたっては，その状況がやむを得ない状況なのか，慎重に判断しなければならない．また，やむを得ず実施した場合も，ケアの際に短時間でも解除する，早期解除に向けて常に医療チームで検討していくなどが必要である．

医療・ケアチームによる身体拘束を最小限にするための検討

身体拘束が必要と思ったときは3つの要件から考える

急性期病院では，身体拘束は人としての尊厳を脅かす「してはいけない」ものと認識していながらも，患者の生命と安全を守るためジレンマに悩み苦しみながら，やむを得ず身体拘束を行っている現状がある．この「やむを得ない」と自分を納得させることが身体拘束に対する抵抗感をしだいに低下させるとも言われている．一見やむを得ない状況であっても身体拘束に代わる方法はないかを十分に検討し，やむを得ない状況をなくすために何をなすべきかをチームで検討し，合意形成した方向性に基づきリスクマネジメントをしていく必要がある．身体拘束がやむを得ない状況であるかは，前述の3つの条件（切迫性，非代替性，一時性）から考える[7]．

3つの条件からどのように判断するかの具体例を次にあげる.

例)術後2日目の認知症高齢者.抗菌薬と維持輸液が投与され,皮下ドレーンが挿入されているが,ドレーンが気になり自分で抜こうとしている場合.

【切迫性】とは,行動制限が行われない場合患者の生命または身体が危険にさらされる可能性が高いことである.この例の場合は,行動制限をしなければ点滴やドレーン類を自己抜去する可能性があり,創治癒遅延,感染などのリスクがあげられる.

【非代替性】とは,行動制限以外に患者の安全を確保する方法がないことである.この例の場合,まず,本人がなぜドレーンを気にするのかをアセスメントしたうえで,その原因を取り除く必要がある.たとえば,術後の痛みや不快感の有無を確認し対処する,ルートやドレーンの刺入部のかゆみや不快感を軽減するなどである.本人の不快感など考えられる原因を取り除いたうえで,本人がルートやドレーン類の必要性を十分理解できないようであれば,ルートやドレーンが大切なものであると本人に理解を促すような工夫をする,ルートが本人から見えないように固定方法を工夫する,病室内環境を工夫する,継続的な見守りを行うなどケアを検討していく.また,病状の経過を踏まえて,ドレーン類,ルート類については,早めに抜去を検討できないか,点滴をなくす時間を検討できないかを医師と共に検討していくことも重要である.

【一次性】とは,行動制限は一時的であることである.この例の場合は,見守りができる時間帯は身体拘束を外すなど,行動制限をしない時間を設けられるように検討する.

このように,やむなく身体拘束が必要と判断する前に,身体拘束以外の方法で対処できないかをチームで判断することが望ましいと考える.

認知症高齢者のとらえ方

身体拘束が必要と判断する場面の多くで,「危険行動」「不穏」ととらえられる状況がないだろうか.しかし,この「危険行動」「不穏」という現象に隠れた背景のアセスメントとケアが重要であり,これらの原因に対するケアによって本人に快をもたらすことが認知症ケアの醍醐味ではないかと考える.

1.認知症高齢者の苦痛や身体的不調への理解

認知症高齢者は苦痛や身体的不調を言語で的確に表現することが難しいため,医療者には不穏ととらえられるような行動で示すことがあり,苦痛や身体的不調のアセスメントが難しい.そのため,呼吸苦,腹部膨満感などの苦痛や,創痛や骨折による痛みなどへの対応が見逃され,認知症高齢者の混乱を助長することがある.看護師は,スタンダードな治療のプロセスを理解し,認知症高齢者本人がどのような苦痛を感じているかを予測し,発せられる微弱なサインを汲み取る姿勢が重要である.

2．認知症高齢者が体験していることへの理解

　　認知症高齢者は環境への適応が難しいことから不安を抱きやすいが，医療者側にも本人に十分に説明する余裕がないことがある．認知症高齢者には，「今自分は入院し治療している」といったことを覚えられないにもかかわらず，馴染みのない環境で治療を受けなくてはならないといった認知症ゆえの苦痛が生じる．しかし，医療者にはそのような背景を想像する機会や余裕もなく，何度も同じことを繰り返す認知症高齢者へのケアは，急性期病院の多忙な現場で対応することには非常に労力を要する．そこで，認知症高齢者への配慮が欠落した医療者本位の考え，「認知症＝説明しても覚えていられない人」ととらえていたり，精神症状に囚われるあまりその症状への対応が優先となっていたりと，本人への説明が不十分になっていることはないだろうか．認知症高齢者は中核症状によって生活しづらさを感じやすく，不安を抱きやすい．不安を軽減するためには，本人がわかりやすいようなコミュニケーション方法や環境の調整の工夫が必要である．

　　認知症高齢者の危険行動の要因となる不安や混乱を予防するための看護のヒント

表4　認知症患者の危険行動の前提となる不安や混乱を予防する看護

不安・混乱の原因	不安や混乱を予防する看護
身体的な症状，治療，ケアに伴う苦痛，不快感を抱いていても言語のみで伝えられない	・病状や治療，そのときの状態から苦痛や不快を予測し，本人に確認し除去する ・痛み，苦痛を生じる治療，処置，ケアが少なくなる，あるいは短時間で済むように調整できないかを検討する．また，どのような医療行為かがわかるように繰り返し説明する
トイレに行きたいのに行けない，伝えられない	・腹部膨満感，腸蠕動音の確認 ・排泄日誌を活用し，水分量と排泄のタイミングをアセスメントする ・利尿薬や下剤の服用など排泄にかかわる薬剤を確認し，排尿誘導時間，回数を検討する ・トイレや自室の表示などトイレまでの動線の目印を工夫する
今どのようなプロセスを踏んで医療を提供されているのかわからない，不安を伝えられない	・カレンダーを使って，どれくらいの入院期間なのかを患者と共有する ・見当識の是正のため，時間，場所，人の内容を含めて会話をする（例：「おはようございます．看護師の○○です．ここはA病院です」「10時になりましたので検温します」「お昼の食事です」など） ・日時を示す情報が目に入るようにする（例：カレンダーや時計を見える位置に置く，適切な時間にカーテンを開閉し，昼夜の区別をつけるなど） ・クリティカルパスなどは，その日ごとに最低限の分量を書き出し，掲示する
見知らぬ環境，顔見知りの人がいない孤独感，不安を伝えられない	・安心できるような会話をもつ ・感染管理上可能であれば看護師はマスクを取って表情が見えるようにしてあいさつをする ・馴染みのもの（写真，手提げなど）を本人が確認できるように環境整備する ・身内から病院で治療を受けるように書かれた手紙を示す
必要なものがないことへの心配を伝えられない →被害妄想，物盗られ妄想	・一緒に探し，医療者が協力者であることを印象づけ，安心してもらう ・物の置き場所を決めておき，見つかるようにする

（湯浅美千代，東京都福祉保健局高齢社会対策部編：看護師認知症対応力向上研修テキスト平成30年3月改訂，東京都，2018，p.80．を参考に筆者作成）

を表4に，認知症の中核症状から起こる危険行動の予測を表5に示すので参考にしてほしい．

▶ 身体拘束の解除にむけて必要なこと

　急性期病院の看護師は他患者を受け持ちながら，患者の安全と尊厳を守ることが求められる．実際には身体拘束の実施がやむを得ない場合もあるだろう．このやむを得ない状況と判断するときに，身体拘束は人としての尊厳を脅かすものであるといったん立ち止まり，身体拘束ではなく代替的な手段で対応できないか改めて考えていただきたい．また，身体拘束の判断の際に抱いたジレンマを気軽に語り合える職場風土や関係性の構築も解除に向けた取り組みには重要な要素であると言えよう．このように，身体拘束を実施する際には病棟文化が影響しており[1]，身体拘束の軽減に向けた取り組みは容易ではない．この取り組みには，組織の管理者が決断し実行する強いリーダーシップと，組織全体が同じ認識をもって取り組む組織づくりが必要である．

表5　認知症の中核症状からの危険行動の予測

危険行動	認知症の中核症状からの理由	患者にとっての行動の理由（例）
・安全に歩けないのに歩こうとする ・ベッド上で安静が必要なのに歩こうとする	近時記憶（3〜4分前の記憶障害）により安静の必要性や介助による歩行の必要性を説明しても覚えていない	・"トイレに行きたい"などの基本的なニードの未充足 ・自分の生活する場所とは思えない
離院，離棟	・見当識障害のため，病院に入院していることが理解できない ・トイレの場所がわからない	・自分の生活する場所とは思えない ・不快な体験から逃れようとする ・基本的ニードの未充足
点滴などルート類の自己抜去	失認，判断の障害により，点滴が自分にとってどのような意味があるか理解できない	・挿入部やチューブが不快 ・点滴やチューブが気になる ・寝返りや身体を動かすときに制限がある

（湯浅美千代，東京都福祉保健局高齢社会対策部編：看護師認知症対応力向上研修テキスト平成30年3月改訂，東京都，2018，p.79．を参考に筆者作成）

引用・参考文献
1）中西美春：一般急性期病院における認知症ケア，老年看護学会誌，23(2)：44-48，2019．
2）小藤幹恵：高度急性期医療の場での抑制しない看護へのチャレンジ，看護，70(2)：70-75，2018．
3）山川宣：精神科医がいない病院でも大丈夫！ だれも教えてくれなかった一般病棟でのせん妄対策，ナーシング，35(14)：7-56，2015．
4）羽生春夫：トラックセッション4「認知症の身体合併症へのアプローチ」認知症と転倒・骨折，老年精神医学雑誌，25(suppl1)：111-116，2014．
5）髙﨑絹子編著：「身体拘束ゼロ」を創る患者・利用者のアドボカシー確立のための知識と技術，中央法規，2004，p.2-7．
6）湯浅美千代，東京都福祉保健局高齢社会対策部編：看護師認知症対応力向上研修テキスト平成30年改訂版，東京都，2018，p.75-86．
7）厚生労働省「身体拘束ゼロへの手引き」，2001．
　http://www.fukushihoken.metro.tokyo.jp/zaishien/gyakutai/torikumi/doc/zero_tebiki.pdf（2020/1/30閲覧）

9 意思決定支援

　近年，超高齢社会を迎え，認知症を抱える患者が増えている．認知症がいったん発症すると，時間の経過とともに徐々に記憶・認知に障害が現れ，日常生活に支障が現れる．さらに脳神経細胞の変性が進むと，運動機能や嚥下機能への影響も出現し低栄養や肺炎などを引き起こす場合もある．

　平成30（2018）年度消防白書では，救急搬送患者のうち65歳以上の高齢者が全体の58.8％を占め，急病では61.8％，一般負傷では67.4％と高い割合で搬送されている[1]．また，一般病床高齢者入院患者における認知症実態調査では，高齢入院患者の52.3％に認知症の疑いがあるとの報告[2]もあり，臨床現場では患者・家族・医療チームらが治療の選択を迫られる問題に遭遇することから，認知症高齢者における意思決定支援のニーズは高まっているのではないかと考えられる．

　そこで，ここでは認知症高齢者における意思決定支援について概観していく．

▶ 認知症高齢者になぜ意思決定支援が必要なのか

認知症という疾患の特徴

　認知症は，脳神経機能の低下により記憶障害，見当識障害，理解・判断力の低下，実行機能の低下などの中核症状が現れる．これらの中核症状のため周囲で起こっている現実や自分自身の身体に起こっている変化を正しく認識することが困難になり，意思決定が難しくなることがある．

文化的背景

　厚生労働省が実施した意識調査[3]では「人生の最終段階における医療に関する家族との話し合い」について，55.1％が「話し合ったことがない」と回答している．一方で「自分で判断できなくなった場合に備えて，家族等の中から代理意思決定者を選任しておく」ことについては，62.7％が「賛成」と回答している．

　これは，家族内で「死にまつわる話」はしないが，何かあったときに決断する人は決めておいたほうがよいという矛盾した結果である．認知症高齢者の治療の選択時には患者の家族，特に患者の子ども世代に意思決定のウエイトが置かれていることも多く，「老いては子に従え」という日本の文化的背景が影響しているのかもしれない．

認知症へのスティグマ（社会的烙印）

　朝田[4]は，「健常者の多くにとって認知症はがん以上になりたくない病気と認識されている」と述べ，その理由として「合理的な判断や理性的な振る舞いはおろか，簡単なコミュニケーションもできないというイメージがあるからだろう」と述べている．このような認知症に対するスティグマ（社会的烙印）の影響により，患者の家族や彼らと接する医療従事者は，時に患者本人に説明しても「どうせ理解できないのだろう」と本人に十分な説明と合意がなされないまま，治療が決定される危険性もある．

　しかし，認知症高齢者は「軽度から中等度に至るまでは，喜怒哀楽の感情も表現でき，誰かに自分の考えていることや気持ちをきちんと話すこともできる」[5]と言われている．よって，治療の選択が難しい場合でも，まずは認知症高齢者本人に意向を聞き，本人にとって「何が最善か」について本人を含めた関係者で検討することが大切である．

終末期としての判断の難しさ

　「がん」患者においては，予後予測ツールが開発され，予後を見据えた治療の選択や今後の過ごし方などについて話し合う機会が多くなり，そのプロセスであるアドバンス・ケア・プランニング（ACP）に関心が寄せられている．しかし，認知症高齢者は慢性疾患の合併も多く，終末期か否かの見極めが難しいケースもあり，治療の選択や今後についての意思決定が難しい．

　厚生労働省の意識調査[2]では，「認知症が進行し衰弱が進んできた場合，どのような医療を希望するか」について，約6～7割の一般国民がAHN（人工的水分・栄養補給法：胃ろう栄養法，経鼻経管栄養法，中心静脈栄養法など）[6]は望まないと回答している．しかし，臨床では衰弱した認知症高齢者の栄養補給法について，日々議論されているのが現状である．

　以上から，一般病棟に入院する認知症高齢者の治療の選択や今後についての意思決定においては，家族への支援はもちろんのこと，そこに携わる医療者への支援も必要となってきている．

▶ 認知症高齢者における意思決定支援の実際

意思決定プロセスについて

1．認知症の人の意思決定支援ガイドラインについて
　厚生労働省は2018年6月に，認知症の人が意思決定する際の支援の指針を定めた「認知症の人の日常生活・社会生活における意思決定支援ガイドライン」[7]（以下：認知症GL）を公表した．この認知症GLには，認知症高齢者の尊厳を守るための

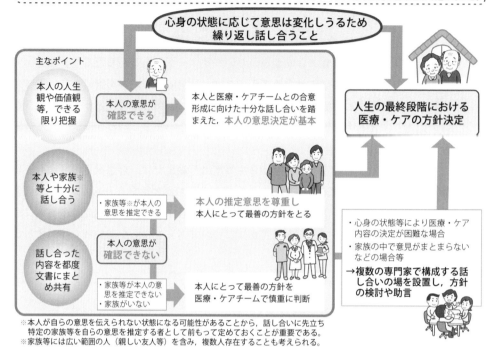

人生の最終段階における医療・ケアについては、医師等の医療従事者から本人・家族等へ適切な情報の提供と説明がなされた上で、介護従事者を含む多専門職種からなる医療・ケアチームと十分な話し合いを行い, 本人の意思決定を基本として進めること.

心身の状態に応じて意思は変化しうるため繰り返し話し合うこと

主なポイント

本人の人生観や価値観等, できる限り把握

本人の意思が確認できる

本人と医療・ケアチームとの合意形成に向けた十分な話し合いを踏まえた, 本人の意思決定が基本

人生の最終段階における医療・ケアの方針決定

本人や家族※等と十分に話し合う

・家族等※が本人の意思を推定できる

本人の推定意思を尊重し本人にとって最善の方針をとる

話し合った内容を都度文書にまとめ共有

本人の意思が確認できない

・家族等が本人の意思を推定できない
・家族がいない

本人にとって最善の方針を医療・ケアチームで慎重に判断

・心身の状態等により医療・ケア内容の決定が困難な場合
・家族の中で意見がまとまらないなどの場合等
→複数の専門家で構成する話し合いの場を設置し, 方針の検討や助言

※本人が自らの意思を伝えられない状態になる可能性があることから, 話し合いに先立ち特定の家族等を自らの意思を推定する者として前もって定めておくことが重要である.
※家族等には広い範囲の人（親しい友人等）を含み, 複数人存在することも考えられる.

図1　人生の最終段階における医療・ケアの 決定プロセスに関するガイドラインイメージ図
（http://endoflife2018.umin.jp/doc/shiryo01/1_0.pdf　p.14（2019/10/25閲覧）より引用）

配慮や支援について支援者が理解しておくべき事柄がまとめられており, ぜひ参照していただきたい.

2. 患者の意思が確認「できる場合」と「できない場合」について

　認知症高齢者の意思決定支援において, 患者本人の意思が確認できる場合は, その意向に沿った医療・ケアが実現できるよう支援していく. しかし, 患者の意思が確認できず意思決定が困難なときがある. この点については, 2018年3月厚生労働省から「人生の最終段階における医療・ケアの決定プロセスに関するガイドライン」[8]が見直され, 治療の意思決定場面においてどのように話し合いを進めていけばよいかの方向性が明記されている（図1）.

3. 具体的な話し合いのプロセスについて

　意思決定についての話し合いを具体的に進めるにあたっては, 清水[9]の「情報共有―合意モデル」（図2）が参考になると筆者は考えている.

　これは意思決定の場面において, 医療・ケアチームは①生物学的・医学的な説明を伴って④「最善についての一般的な判断」を提示し, ②患者（と家族）から患者の人生の物語りを伴う③患者（と家族）の人生計画や価値観の説明を傾聴する. これにより患者の「人となり／為人」を話し合いに参加する者が共有する. 患者本人

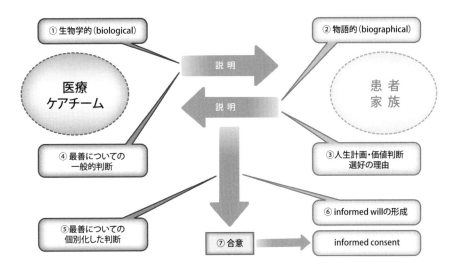

図2　意思決定のプロセス（情報共有―合意モデル）
(清水哲郎：清水哲郎による臨床倫理のススメ　第5回　意思決定プロセス③ 情報共有―合意モデル, 看護技術, 59
(6)：70-74, 2013より引用, 説明および図を一部改変)

の人生を踏まえることによって，医療・ケアチームは単に疾患等の病状に対応する一般的判断ではなく，現在の個別の患者の人生にとっての⑤「最善についての個別化した判断」を患者・家族と共にすることができるようになる．こうした話し合いを通して両者が⑦合意に到ったことを背景に，患者は⑥意思決定をするというプロセスを提示している．

　そして患者の意思が明確でない場合，家族が十分な情報を得たうえで，患者が何を望むかという推定意思を探り，患者にとって何が最善かを，医療・ケアチームとのあいだで話し合うプロセスにより合意を目指すことが肝要だともしている．

事例紹介

　3つの事例を図2の「情報共有―合意モデル」①〜⑦に沿って，そのプロセスを振り返る．

1．患者の意思が確認「できる場合」
1）事例　A氏

　70代，男性．3年前から軽度認知症を指摘されていた．心不全にて入退院を繰り返し，腎機能の低下もあり人工透析導入を勧められている．

2）A氏の意思決定プロセス

　医療・ケアチームからは，現在の心不全の病状を具体的に説明し，息苦しさも腎臓の悪化からくるものであり，定期的に人工透析治療を行えば症状は改善する見込みがあるというメリットを説明した．あわせて，人工透析のデメリットも説明した（①，④）．

　A氏（と家族）からは，A氏は現役時代職人として働き，自分の意思は曲げない

頑固な性格であること（②），50代頃から心不全を繰り返していたが，本人なりに日常生活には気を配って過ごしてきており，「これ以上，つらい思いはしたくない」と思っている一方で，呼吸苦など苦しいことは何とかしてほしいと希望していること（③），を聞いた．

A氏・家族，医療・ケアチームで何度か話し合いを繰り返したが，本人の「これ以上，つらいことは嫌だ」という希望が強く，家族も患者の性格から信念は曲げない人であるため本人の意向が一番と思い，現時点では人工透析の導入はせず，引き続き現状の治療を継続していくことを提案．症状緩和については専門家に相談してみることを伝えた（⑤）．

A氏は"苦しまなくて済むならそれに越したことはない"と，現状の治療に納得した（⑥，⑦）．

2．患者の意思が確認「できない場合」：家族が患者の意思を「推定できる場合」

1）事例　B氏

90代，女性．10年前にアルツハイマー型認知症を発症．ADLも低下していた．長女家族と生活し何とか経口で食事摂取していたが，最近はむせ込みも多く，誤嚥性肺炎を繰り返し入院，意思疎通も困難となってきた．栄養摂取について検討が必要．

2）B氏の意思決定プロセス

医療・ケアチームからは，このところ誤嚥性肺炎を繰り返しており，現在の肺炎が軽快しても再び誤嚥するリスクが高く，予備能力も低下していることから経口摂取を再開することは難しいこと（①），人工的な栄養補給方法について情報提供し，それらのメリット・デメリットおよび今後の見通しについて説明した（④）．

長女からB氏について聞くと，農家で生まれ育ち，畑で作った野菜で手料理を作り，家族や近所の人たちにふるまうことを生きがいにしてきた人であり，元気だったころ「口から食べられなくなったらもうおしまい」と口にしていたという（②），現在の寝たきりで口から食べられない状態を本人は「もうおしまい」と感じ，これ以上苦痛な治療は望まず，自然に委ねていけるとよいのではないかと長女家族は思っている（③）．

長女家族，医療・ケアチームで何度か話し合いをしたところ，人工的な栄養補給方法は導入せず，可能なかぎりごく少量でも経口摂取に努め（⑤），やがてまったく食べられなくなったらそれが寿命と納得した．何もしないことには抵抗があるため，可能なかぎり経口摂取に努めてくれることで本人も満足だろうと納得し（⑥），合意に至った（⑦）．

3．患者の意思が確認「できない場合」：家族が患者の意思を「推定できない場合」

1）事例　C氏

70代，男性．5年前に脳血管性認知症と診断．実兄と2人暮らし．今回，脳梗塞にて入院．左半身完全麻痺あり，意思疎通も困難．治療中尿管から便汁の流出あり，検査の結果，憩室穿孔による大腸膀胱瘻と診断された．

2）C氏の意思決定プロセス

医療・ケアチームからは，実兄と近隣に住む実姉に病態について説明し（①），感染などによる状態悪化の懸念から非常に危険な状況にあること，現段階では手術すれば状態も安定する可能性があるが，難しい手術になることなど，手術のメリット・デメリットが説明された（④）．

兄姉からC氏について聞くと，現役時代は会社員でまじめな性格であったこと，愛妻家であったが子どもはおらず，その妻も10年前に他界．妻の闘病中，集中治療を受ける姿を見ても自分に置き換えることはなかったため，本人の意思を推定できる情報はなく，兄姉も治療についての決断に迷っていた．

医療・ケアチーム内でも意見がまとまらず合意が得られないため，多職種で話し合い，治療方針などについての検討を行った．その結果，手術をしなければ感染を回避することは難しいこと，現状では中心静脈栄養のためリハビリが進まないこと，今後の療養に関してはサービスなどの導入や施設という選択肢もあることなどが確認された（⑤）．そして改めて兄姉へ多職種カンファレンスの内容を伝え，話し合った結果，本人の意思は確認できないが，何もしないことには抵抗があるため，リスクはあるが生命が助かるのであれば手術をお願いしたいとの意向となった（⑥，⑦）．

意思決定支援における看護師の役割

看護師は，意思決定における説明の場に同席することが多いが，ただ同席するだけではなく，意思決定の主体が患者に置かれているかを見守り，かつ患者・家族の理解度をアセスメントし，自己決定を支えることが大切である．

また，患者（と家族）が重大な自己決定をする際には，必ず両価的な感情が交錯することを念頭に置き，その揺れに寄り添いながら，場合によっては，生物学的説明を看護師がわかりやすく伝え直すことも必要である．

そして，患者（と家族）が合意した内容は，何より私たち医療者と一緒に歩んだプロセスであり，合意であり，あのときの最善の選択だったことを看護師が保証・支持することで患者（と家族）が自己肯定でき，悲嘆のケアにつながる可能性がある．以上から，意思決定支援にはこれらの看護師の役割がとても大切なのではないかと考える．

引用・参考文献
1）平成30年版　総務省消防庁　消防白書
　　https://www.fdma.go.jp/publication/hakusho/h30/chapter2/section4/38607.html（2020/1/31閲覧）
2）古田光・他：一般病床高齢者入院患者における認知症実態調査の試み，Jpn J Gen Hosp Psychiatry，27（2），2015.
3）厚生労働省：人生の最終段階における医療に関する意識調査報告書，平成30年3月　人生の最終段階における医療の普及・啓発の在り方に関する検討会．p.32．p.45．p.76
　　https://www.mhlw.go.jp/toukei/list/dl/saisyuiryo_a_h29.pdf（2019/10/25閲覧）
4）朝田隆：認知症とスティグマ，精神医学，55（11）：1053-1056，2013.
5）上田諭：不幸な認知症・幸せな認知症，マガジンハウス，2014，p.65.
6）社団法人日本老年医学会編：高齢者ケアの意思決定プロセスに関するガイドライン，医学と看護社，2012.
7）厚生労働省：認知症の人の日常生活・社会生活における意思決定支援ガイドライン，平成30年6月
　　https://www.mhlw.go.jp/file/06-Seisakujouhou-12300000-Roukenkyoku/0000212396.pdf（2019/10/25閲覧）
8）厚生労働省：人生の最終段階における医療・ケアの決定プロセスに関するガイドライン
　　https://www.mhlw.go.jp/file/06-Seisakujouhou-10800000-Iseikyoku/0000197721.pdf（2019/10/25閲覧）
　　解説編：https://www.mhlw.go.jp/file/06-Seisakujouhou-10800000-Iseikyoku/0000197722.pdf（2019/10/25閲覧）
9）清水哲郎：清水哲郎による臨床倫理のススメ　第5回　意思決定プロセス③情報共有－合意モデル，看護技術，59（6）：70-74，2013.

10 院内における連携 ①専門チーム間の連携

チーム医療とは,「医療に従事する多種多様な医療スタッフが, 各々の高い専門性を前提に, 目的と情報を共有し, 業務を分担しつつも互いに連携・補完し合い, 患者の状況に的確に対応した医療を提供すること」と一般的に理解されている (厚生労働省「チーム医療の推進に関する報告書」より).

認知症高齢者およびその家族をチーム医療でサポートしていくことは, 提供する医療・ケアの質の担保につながると考える.

▶ 医療におけるチームとは

医療チームは, 健康に関するコミュニティ (地域社会) のニーズによって決定された共通目標・目的を持っている. 目標に向かってメンバー各自が自己の能力と技能を発揮し, 他者の持つ機能と調整しながら寄与していくグループである.

▶ 医療チームの構造と形態

筆者の勤める筑波メディカルセンター病院では,「基本医療チーム」(図1) と「専門支援チーム」(図2) という2つのチームの形がある.

「基本医療チーム」はおもに各病棟で医療を提供する多職種チームであり, 患者・家族に直接対応する担当医, 主治医, 看護師, 薬剤師, 介護士が主要メンバーである. さらに, 疾患の種類や病状, 治療, 患者の抱えている問題に応じてリハビリスタッフ, 社会福祉士, 管理栄養士, さらに事務職員が基本医療チームに加わる. 基本医療チームの各職種は, 基本的に医師の指示の下で役割分担をして治療やケアに当たる. 各職種の業務は分担されており, それぞれの役割は相互に関係し連携して活動している.

そして,「専門支援チーム」は, 様々な専門職から構成される多職種コンサルテーション・チームである. 専門支援チームでは職種間の役割分担はあるが, 基本医療チームに比べるとおのおのの役割は流動的であり, 役割が重なったり補い合ったりすることもある. また, 専門支援チームは「専門職の中の専門家 (Specialist)」から構成されることが多いので, 基本医療チームに比べると役割や目的が限定されている. 専門支援チームの目的は, 基本医療チームの活動を支援して,「黒衣 (くろご)」[*]の役割を果たすことである. つまり, 患者やその家族に対しては目立たずに

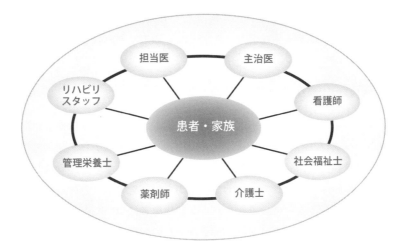

図1　基本医療チームの構造と形態

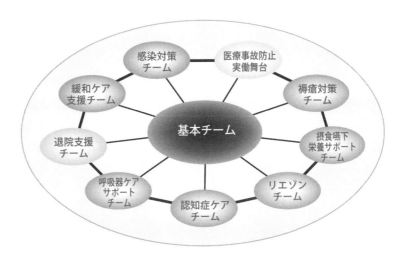

図2　専門支援チームの構造と形態

基本チームで働く人たちを助けて，縁の下の力持ちになることである．

　＊黒衣：歌舞伎の舞台で後見役として黒い衣を着て，働く役のこと．

▶ 認知症ケアチームの実際

　当院は三次救急を担う救命救急センターと地域がん診療拠点病院としての機能を担っており，高齢者が入院してくることが多い．入院後，高齢者は疾患による身体的な不調や環境の変化などが原因で意思疎通が困難になり行動か落ち着かなくなることがある．そのため，認知症ケアへのニーズが高くなっている．以前より老人看護専門看護師（GCNS）とリエゾン精神看護専門看護師（LCNS）のそれぞれに相談される内容を共有し，病棟の看護師へかかわり方の提案を行ってきた．2016年

度より，診療報酬上も認知症ケア加算が算定されるようになった[1] ことをきっか
けに認知症ケアチームを発足し活動している取り組みについて報告する．

多職種が協働する上での工夫と効果

　多職種で協働することにより，図3で示す通り，薬剤師は使用薬剤から，リハビ
リスタッフはリハビリの様子や認知機能の評価の視点から，社会福祉士は入院時の
スクリーニング内容から，対象者をピックアップしている．看護師の視点だけでな
く，多職種の専門分野で潜在的な要素からピックアップされるため，早期発見・早
期ケアが可能となっている．また，認知症患者についての情報やケアの方針につい
て，認知症ケアチームメンバーがそれぞれの同職種へ伝達するため，より実践に活
用でき，同じゴールに向かって，それぞれの専門性を踏まえたケアが提供できる．

概要

　認知症ケアチームは，GCNS と LCNS，脳神経内科医，総合診療科医，リハビリ
スタッフ，薬剤師，社会福祉士により構成されている．病棟看護師が，患者の入院
前の認知症日常生活自立度を確認しⅢ・Ⅳ・Mと判断した65歳以上の人を対象とし，
認知症ケアチームのリストに登録し看護診断を立案する．GCNS と LCNS がリス
トにあがった対象者の状態を確認し，対象か否かを判断する．対象であれば認知症

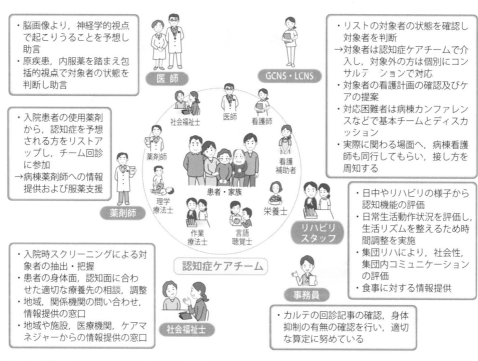

図3　認知症ケアチームメンバーとその役割

ケア加算を算定しチームによる介入を開始する．チームは週1回のカンファレンスによる情報共有，ケアの提案内容を検討し，回診にて病棟スタッフとケア方法について共有している．

▶ 専門チーム間の連携

　当院では，認知症ケアチームのほかにリエゾンチームも活動している．LCNSが両チームに所属しているため，情報共有がされやすい体制になっている．また，入院時のピックアップ以外に，看護師が対応に困ったケースの相談をどちらのチームにすればよいか聞かれた際には，情報を共有しているためどちらに相談しても良いことを伝えている．相談内容に応じて，ケアの提案が必要な場合は認知症ケアチームが，薬剤の提案が必要な場合はリエゾンチームがメインで対応するように連携をとっている（図4）．

　リエゾンチーム以外にも，図2で示した通り，退院支援・調整チームや，褥瘡対策チームなどがあり，それぞれの得意な視点から連携をとっている．入院している高齢者にとって解決すべき課題は1つではないため，必要な場合には多数のチームが情報共有し連携をとることにより，基本チームからの相談に対して，チームごとに方針が違い実際にどうしたらよいのか悩むということを防ぐことができると考えて活動している．

　具体的には，訪問看護を経験した看護師が担う退院支援チームが活動しているため，認知症高齢者がスムーズに自宅退院できるように，情報共有している．また，褥瘡ケアに長時間を要する場合には，認知症高齢者が安全にケアを受けられるように，認知症ケアチームメンバーが声かけを行い，褥瘡対策チームメンバーが手際よくケアを行うなどの連携をとっている．

　チーム医療が行われるようになってから，基本医療チーム以外にもたくさんの専門支援チームが発足されるようになってきた．お互いの役割を理解し，協働することにより患者やその家族にとって必要な医療・ケアを効果的に提供できるように

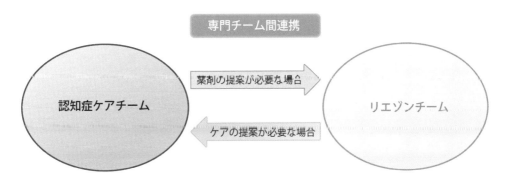

図4　専門チーム間連携例

なってきている．半面，専門支援チームは患者とその家族を全体的な視点で見ることが抜けてしまうことがある．そのため，1つの問題に偏ることなく最善の医療・ケアを提供するためには，基本医療チームはもちろんのこと，他の専門支援チームとも連携し，それぞれの得意な専門性を活用していける風土づくりが大切である．

引用・参考文献
1）厚生労働省HP　平成28年度診療報酬改定について
　　https://www.mhlw.go.jp/file/05-Shingikai-12301000-Roukenkyoku-Soumuka/0000115365_1.pdf（2020/1/8閲覧）

10 院内における連携 ②多職種との協働

ここでは，認知症高齢者の入院中のケアにおいて，多職種との協働がなぜ必要なのか，協働によってどのようなことが期待できるのか，またその際の協働のポイントを紹介する．

▶ 多職種との協働が必要な背景

身体合併症をもつ認知症高齢者の入院中のニーズは，治療や症状管理といった主疾患に対する医療ニーズにとどまらず，医療プロセスを理解できない，身体的不調を伝えられない，不安や混乱を伝えられないなどの認知機能障害に関連するケアニーズや，食事が進まない，リハビリが進まないなどの高齢者特有の問題が複雑に混在している（表1）．そのため，認知症高齢者を全人的に捉え，多角的視点でニーズの把握に努め，かかわる人や環境を整えながらケアを進めていく必要がある．

しかし，これらを一つの専門職で入院中の短期間に捉え，ケアに活かすことは困難である．そこで，各職種の専門性を活かしたアセスメントを繰り返し行いながら認知症高齢者の言葉，行為・行動への理解を深め，力や知恵を結集し協働してケアを進めていくことが重要である．

▶ 多職種協働のポイント

同じ医療者であってもそれぞれの専門性や価値観の違いがあるが，認知症高齢者にとって最善のケアを提供したいという想いは共通である．それぞれがかかわりに

表1 　一般病棟における認知症高齢者のケアの視点

①主疾患に対するケア
②併存疾患に対するケア
③せん妄予防・せん妄ケア
④認知症に対するケア
a. 認知機能障害に対するケア
b. 認知機能障害の廃用による進行予防
c. BPSD（過活動／低活動）の予防や緩和
d. 認知症高齢者の治療方針等の意思決定支援
⑤医療安全に関するケア（転倒・転落，ルートトラブルなど）
⑥二次的障害の予防，ADL/IADL低下の予防，早期リハビリテーション
⑦家族ケア

よって捉えている問題や課題，困難さなど，まずは問題を共有し，多角的な視点で
それらを再アセスメントすることが重要である．そして方向性を共有し，それぞれ
の専門性で何ができるのかを検討することで，一職種だけでは思いつかない豊かな
捉え方とかかわり方のヒントが得られることも多い．

　認知症ケアにおける各職種の役割と協働の例を表2で紹介する．これらを参考に，
生活背景などの共有や問題やテーマにあわせて多職種とのカンファレンスを実施
し，今後のケア方針や各職種の役割を検討する．

▶ 多職種協働の実際例

治療の決定における多職種協働

　治療の意思決定場面においては，「はいはいと返事はするのだが，承諾したと判
断していいだろうか」「一度承諾したのに，（治療方針を）聞いていないと拒否する」
などといった，治療に関する意思決定能力の評価に迷うことが少なくない．認知機
能評価や意思決定能力といった一定の検査結果と共に，「その人らしさ」や「その
人にとっての最善」を多職種で評価・検討することが望ましい．

身体管理面での多職種協働

　身体管理面では，「薬が飲めない / 飲まない」「食事が進まない」ということが
慢性疾患の増悪や脱水などの問題に直結しやすい．多職種協働により，遂行機能障
害や失認などの認知機能の影響，抑うつ，低活動性せん妄などの原因検索に加え，
嚥下評価や口腔内環境評価，食事姿勢，本人の生活リズムに沿った飲水・内服時間
の工夫などが期待できる．

認知症ケアにおける多職種協働

　認知症高齢者は苦痛や不快，生理的な要求などを的確に表現することが難しく，
医療者には，粗暴言動や不穏，危険な行動と誤解されやすい．それは身体要因の早
期発見の遅れ，苦痛が置き去りになるといった身体症状の悪化を招くだけでなく，
不適切な対応（薬剤使用を含む）や環境は，せん妄症状やBPSDの悪化や活動低
下を招く恐れがある．

　このような場合，多職種協働により，医師や看護師によるせん妄やBPSDの背
景となる身体要因の再アセスメントと共に，理学療法士や作業療法士による人・環
境・活動のアセスメント，そして，MSW・PSWや看護師のかかわりで得た生活歴
や暮らしの中から，行動の意味を読み解くヒントが得られる場合がある．それらの
情報や評価を統合して，不快や不安を感じさせないコミュニケーションの工夫や介
助・誘導方法，本人にとって安心できる環境の調整が期待できる．

表2　認知症ケアにおける多職種の役割と協働の例

職　種	認知症ケアにおける役割	認知症ケアにおける協働の例 番号：表1参照
認知症専門医	・認知症の診断・治療 ・せん妄の診断・治療 ・薬剤整理の提案	①～⑦ ・せん妄とBPSDの鑑別，治療 ・意思決定能力評価 ・薬物療法に対する助言 ・ケアに対する助言
認知症の研修を受けた看護師，認定／専門看護師	・認知症・せん妄ケアの実践 ・教育／相談 ・本人・家族支援	①～⑦ ・相談，連携窓口 ・認知症経過，家族背景，生活背景などの情報把握と共有 ・ケア提供方法や環境調整への提案 ・倫理的問題（意思決定支援）対応・助言 ・家族への介護相談・指導
理学療法士	・身体機能の評価，訓練 ・療養先の環境や身体能力を見据えたゴールの設定	④～⑦ ・ポジショニングや介助指導 ・認知機能に配慮した離床方法 ・病棟で実施可能なリハビリの提案
作業療法士	・生活の場面（食事，整容，更衣，排泄など）に応じた機能訓練 ・認知機能障害の評価，訓練	③～⑦ ・コミュニケーションの工夫 ・認知機能に配慮したセルフケアの指導 ・病棟での環境調整の提案
言語療法士	・言語障害，摂食・嚥下障害の評価，訓練	④～⑦ ・認知機能や嚥下機能に配慮した食事環境の調整，介助方法指導 ・言語障害に対するアプローチの指導
臨床心理士	・認知機能検査，心理面接 ・本人・家族のカウンセリング	③，④，⑦ ・環境調整および最適なコミュニケーションや対応方法の提案 ・認知症を持つ人および家族への心理的支援
薬剤師	・認知機能に応じた薬剤の説明 ・せん妄発症リスク薬剤の抽出 ・転倒リスク薬剤の抽出 ・薬剤整理の提案	①～⑦ ・内服管理支援（薬を飲まない，飲めない理由の検索と，認知機能に配慮した服薬説明，管理方法の検討） ・せん妄や転倒リスク薬剤の減薬／変薬提案 ・家族への薬剤管理指導
管理栄養士	・栄養状態の評価，栄養指導	④，⑥，⑦ ・食べやすい食材，嗜好を取り入れた栄養法の工夫
歯科衛生士／歯科医師	・口腔内の衛生，保湿 ・齲歯，歯周病の評価／治療	④，⑥，⑦
社会福祉士 MSW	・経済的問題，生活上の問題など，福祉に関する相談支援 ・介護サービス体制の評価，導入支援，地域連携	④，⑥，⑦ ・入院前の暮らしに関する情報把握（院外スタッフとの連携） ・経済的問題，療養環境の相談 ・介護サービス調整 ・退院後の療養環境の調整
精神保健福祉士 PSW	・精神障害者に特化した保険・福祉，生活上の問題への相談支援	

看護師の感情コントロール

はじめに

　高齢化に伴う認知症患者の増加により，介護施設や精神科病床以外の一般病床でも認知症を併発する患者が多くみられるようになった．ここでは，認知症高齢者とかかわるにあたり，看護師自身がどのように感情をコントロールしてかかわることが望ましいかについて考えたい．

一般的な看護師の姿勢

　看護師は今も昔も「白衣の天使」というイメージが根強く，患者に「安心感」を与えるための気遣いや「共感」を示すことが大切とされ，期待されている．

　しかし，看護師も感情をもった人間であり，怒りを感じることも傷つくこともある．患者に優しくなれないときもあるが，「こんな感情をもってはいけない」と自分の気持を押し殺して相手を尊重しなければならないという信念から，看護の理想と現実のあいだで葛藤することも多い．

認知症高齢者とかかわる看護師の感情

　認知症高齢者は，中核症状に随伴して暴言・暴力，拒絶，幻覚妄想，抑うつ，不安などのBPSDが現れ，看護師はケアの過程において困難な状況に遭遇し様々な感情を体験している．

　小山ら[1]は，一般病棟の看護師が認知症高齢者をケアする際に，次のような困難感が生じていると述べている．

- 通常と違う看護へのとまどいや困難
- 看護師としての職務葛藤

　また，松田ら[2]は，認知症高齢者をケアするうえで看護師が次のような感情を抱くことを明らかにしている．

- 「なんでそんなことするの」という怒り

- 言動への困惑
- 身体症状の判断への自信のなさ
- 自分のケアを評価できない不安
- 自分の思うケアができないジレンマ
- 責任の重さへの不安
- ケアへの達成感のなさ　　　など

　看護師がこのようなネガティブな感情を抱いているにもかかわらず，その感情に気づかずケアされることがないと，パワーレスな状態に陥り，ケアの方向性を見失って自信をなくし，孤立無援状態となり燃え尽きの原因となる可能性がある．

　よって，看護師は認知症高齢者に対する自分自身の感情に向き合って対処していくことが大切である．

▶ 認知症高齢者のケアに携わる看護師のメンタルヘルス上の問題

認知症高齢者のケアの特徴

　認知症高齢者の看護に携わる看護師は，患者の尊厳を守り，患者に寄り添うケアを目指し「共感的にかかわろう」と真摯な態度で接していることが多い．

　しかし，認知症高齢者は，時にうまく気持ちを表現できずイライラしたり，以前に行われて嫌だった体験に対し不快な感情を記憶していたりすることから，看護師が十分に配慮していても，以前の不快感を想起させるようなかかわりには敏感に反応することもある[3]．

　そのうえ，看護師が認知症高齢者の妄想の対象となった場合には暴言・暴力を受けることもあり，対応に苦慮することもある．

感情労働

　感情とは，物事や人間などに対して抱く気持ちであり，喜び・悲しみ・怒り・諦め・驚き・嫌悪・恐怖などがある．一般的に感情は湧いて出てくるものと思われがちであるが，感情は人間関係のなかで生まれ，そこには社会規範や暗黙知が含まれている．そのため，「看護師だからこんな感情をもってはいけない」というように，看護師個人の感情よりも職業人として**"こうあるべき"**という感情が優先されることがしばしばある．

　こうした感情コントロールが不可欠な職業を「感情労働」[4]とよぶ．自分の感情を犠牲にして働き続けると疲弊していくため，感情をコントロールすることが必要である．

表1　ストレス反応

情緒的・心理面の反応	思考面の反応
・わけもなく不安になる ・気分が沈む ・いらいらして怒りっぽくなる ・周囲から孤立 ・生き生きした感情がわかない	・集中力の低下 ・考えがまとまらない ・物忘れしやすい ・判断力の低下
行動面の反応	身体面の反応
・興奮，怒りの爆発，口論 ・人から距離をとりひきこもる ・飲酒，喫煙量が増える ・睡眠パターンの変化 ・食事パターンの変化	・頭痛 ・胃腸症状（吐気，胃痛，便秘　下痢） ・寒気，熱感 ・疲れやすい

（近澤範子：災害後の精神看護—心的外傷の回復過程への支援．臨牀看護，25(4)：527-532，1999．より一部改変）

認知症高齢者をケアする看護師の感情とストレス反応

　認知症高齢者をケアする過程において困難な状況に遭遇すると，看護者は「なんでわかってくれないの」と怒りの感情を抱き，「ケアしてもよくならない」ことに無力感や罪悪感，むなしさを感じて心理的疲弊状態に陥る．そして，一般的に看護師は否定的な感情をもつことが憚られることもあり，看護師は自分の感情を抑え込み，何も感じていないように感情を麻痺させることがある．

　こうなると，傍目には「冷静沈着」な看護師と映り，同じ病棟で同じような悩みを抱えている看護師がいるにもかかわらず，話題にすらならないことから，看護者はお互いに孤立無援状態に追い込まれていくことになる．

　また，認知症高齢者の暴言・暴力から看護師自身が身の危険を感じ，それらの衝撃的な恐怖体験が「心的外傷体験」につながり，深く心に刻み込まれる場合もある．心的外傷を受けると様々なストレス反応を認める（表1）[5]が，多くは「健康な人が強いストレスを受けた時に感じる自然な反応」である．

　しかし，これらが回復へと向かわず，症状が遷延し社会生活や日常生活に支障をきたす場合には急性ストレス障害，さらに1か月以上これらの状態が続くと心的外傷後ストレス障害（PTSD）とみなされ治療の対象となる場合もある[6]．

　平成29年度労働安全衛生の調査[7]によれば，看護師などが「心理的負荷による精神障害認定」を受けた事案では，〈暴力を受けた体験等が精神障害発症と関連していた〉事例が44.2%であり，被害を受けた看護師に対する就業上の配慮や事後対応，適切なメンタルヘルスケアの実施が重要である．

▶ 感情をコントロールするために

感情労働者は疲弊しやすいことを知る

　認知症高齢者とかかわり感情労働に携わるわれわれ看護師は，心理的疲弊状態に

陥りやすいことを認識する必要がある．そして，自分の身体や行動に現れる疲弊の症状に気づけるようになっておくことも重要である．たとえば職場の同僚とともに日頃から客観的に気づいたことなどを発言できる雰囲気をつくり，つながりをもつことが大切である．また，心的疲弊状態に陥らないために，自分自身の健康的な対処法をいくつか見つけておくことが大切である．

感情の言語化を身につける

　看護師が患者との関係においてネガティブな感情を体験したとき，それをうまく言葉で表現することができれば，対処することも可能になる．よって，自分が実際にどのような体験をしているのかに気づき，それを言葉にすることが大切である．

物事の考え方の癖に気づく

　認知症高齢者をケアする看護師の多くは「患者さんに寄り添うべき」と感じ，各々の信念としていることがある．しかし，「〜すべき」や「〜ねばならない」という考え方に縛られると，それができない場合に自責感を抱きやすい．そのため，「〜でなければならない」ではなく，「〜が望ましい」「〜できないときがあってもよいのではないか」など柔軟な考え方ができると気持ちも緩和される．

　この方法を用いて自分自身の**考え方の癖**を知ることで，認知症患者に対し「寄り添えないときもあるかもしれない」と現状を認めることとなって自責感が和らぎ，ケアするゆとりにつながる可能性がある．

感情を語る「場」がある

　認知症高齢者とのかかわりのなかで辛い体験をしたときは，当事者である看護師の「怖かった」感情を自由に出せる雰囲気のある「場」があることが大切である．時には「なぜ，あのとき自分はあのように行動してしまったのか」と自責の念に駆られ，自分が行うケアに自信がもてなくなっているときもある．また，逆に認知症高齢者に腹を立て怒りの感情をもつこともあれば，怒りの感情をもつ自分が悪いとさらに自責を強める場合もある．

　これらの感情を，休憩室や更衣室で雑談といった非公式の場でも，あるいはカンファレンスという公式な場においてでも，「今日こんな体験をして怖かった」などと話すことで，「実は私も…」とメンバーとの共通した話題となり，数人で話すことによって辛い思いをしているのは自分だけではないと感じるピアサポートの機会となる．また率直に語ることで互いに助け合うこともでき，「自分だけが無力ではない」という実感を得ることができるとパワーの回復につながる．

　また状況に応じて，看護師長やリエゾンナース，産業カウンセラーが個人面談を実施したり，病棟内で該当者が数人に及ぶ場合などは，関係者でカンファレンスを

開いたりするなどして，どのような気持ちでいるかを語り合うこともよい.

　しかし，本人にとっては語ることが再度「怖かった場面」を想起させ辛い思いの再体験につながる恐れもある. 感情の気づきには**個人差**もあることから，感情を語ることは**強制ではなく**，あくまで話したい**気持ち**になったときに，安心して**話せる相手・場**があることが重要である.

看護者が守られる環境づくり

　認知症高齢者をケアするなかで，傷ついた感情体験をした看護師がサポートの少ない環境のなかで一人で対処しなければならない現状もある.

　怖かった体験を，チーム・病棟・病院組織が理解し，当事者を守る立場でいることが当事者に伝わると，「守られている感じ」から安全感をもつことができ，次のよいケアに繋がる可能性もある.

　よって，認知症高齢者をケアする一般病棟において，自分たちの限界も認識しつつ，認知症高齢者の尊厳を守りながら寄り添うケアについて多職種で議論できる環境が必要である.

　「看護師が人間として大事にされなければ患者を人間として大事にすることはできない」[8] とも言われており，認知症高齢者のケアに携わる看護師個人が守られていると感じられる環境づくりが必要である.

普段とは違う強いストレスを感じられた方へ

日常とかけ離れた強いストレスとなる出来事は、こころとからだにも影響を与えることがあります。
このような体験をした方の中には、次のような症状が出てくることもあります。

・眠れない、寝付いてもすぐ目が覚める	・不安でたまらない
・ものごとへの興味や意欲がわかない	・落ち着かない
・注意が集中できない	・ひとりでいるのが怖い
・目撃現場に近づけない	・心臓がドキドキする
・今回の出来事が頭からはなれない	・漠然とした身体の不調が続く
・誰にも会いたくない	・涙があふれる
・自分を責める気持ちが続く	・感情が不安定になる

でも・・・これは・・・

「健康な人が強いストレスを受けた時に感じる自然な反応」
でもあり、時間とともに徐々にやわらいでいくこともあります。

ストレスをやわらげるために、下記のようなことを意識して生活しましょう

無理をしすぎない 疲れたら休みをとる	軽い運動を行う	リラックスできる ことは積極的に行う
	深呼吸をする	

規則正しい睡眠や 食事をこころがける	つらい気持ちや心配を一人で抱えず 信頼できる方、話しやすい方に相談する

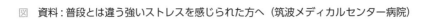

図　資料：普段とは違う強いストレスを感じられた方へ（筑波メディカルセンター病院）

　そのため厚生労働省はメンタルヘルスケアとして「セルフケア」「ラインによるケア」「事業場内産業保健スタッフ等によるケア」「事業場外資源によるケア」を推奨しており,それぞれについて具体的な進め方が紹介されている[9]. また2015(平成27)年より労働者自身がストレスに気づきメンタルヘルス不調を未然に防止できるよう「ストレスチェック制度」が施行された. ぜひ, 自身の結果を参考にしていただき, 健康的な対処法を身につけ, 予防に取り組んでいただきたい.

　しかし, 不幸にして暴力などの非日常的なストレスにさらされた際, 筆者の勤める筑波メディカルセンター病院では図にあるような資料をもとに,「一般的な心理的・身体的反応」を紹介し,「多くは自然な反応」であることを伝え,「健康的なセルフケア」を促すようリーフレットを作成し配布している. このような事後ケアを行うことで, 怖かったことを語る場となり, 自然な反応なんだと安心でき, 本来の自分を取り戻すことにつながる. またリエゾンナースや心理士などの事業場内産業保健スタッフ等が不在でも, このようなツールを用いて看護師長などによるラインケアに役立てていただきたい.

引用・参考文献
1）小山尚美, 流石ゆり子：一般病棟で集中的な医療を要する認知症高齢者のケアにおける看護師の困難感　大学病院（一施設）の看護師へのインタビューから, 日本認知症ケア学会誌, 12(2)：408-418, 2013.
2）松田千登勢, 長畑多代：認知症高齢者をケアする看護師の感情, 大阪府立大学看護紀要, 12(1), 2006.
3）高橋昌・他：一般病棟における認知症ケア, 看護技術, 56(14)：26-32, 2010.
4）武井麻子：ひと相手の仕事はなぜ疲れるのか―感情労働の時代, 大和書房4-5, 180-181, 2006.
5）近澤範子：災害後の精神看護―心的外傷の回復過程への支援,臨床看護, 25(4)：527-532, 1999
6）野末聖香・他：リエゾン精神看護　患者ケアとナース支援のために, 医歯薬出版, 2004, p.278-279
7）労働安全衛生総合研究所過労死防止調査研究センター「平成29年度過労死等の実態解明と防止対策に関する総合的な労働 安全衛生研究」p.162.
https://www.mhlw.go.jp/wp/hakusyo/karoushi/18/dl/18-4-1.pdf（2019/10/24閲覧）
8）武井麻子：感情と看護　人とのかかわりを職業とすることの意味, 医学書院, 2001.
9）厚生労働省　独立行政法人労働者健康安全機構　職場における心の健康づくり～労働者の心の健康の保持増進のための指針～
https://www.mhlw.go.jp/file/06-Seisakujouhou-11300000-Roudoukijunkyokuanzeneiseibu/0000153859.pdf
（2019/10/24閲覧）
10）武井麻子：系統看護学講座　専門分野II　精神看護学2　医学書院, 2010.
11）アルバート・エリス・他著, 野口京子訳：怒りをコントロールできる人, できない人　理性感情行動療法（RCDT）による怒りの解決, 金子書房, 2004.
12）ドン・ディンクメイヤー・他著, 柳平彬訳：感情はコントロールできる―幸福な人柄を創る, 創元社, 1996.

第 3 章

退院後の生活を見据えた支援と連携

1　退院支援

　認知症高齢者が入院すると，治療や安静，環境の変化などから認知機能が低下し，生活能力も低下する可能性が高い．そのため「退院後の生活をどこでだれとどのように送りたいのか」「医療や介護をだれにどのようにしてもらいたいのか」などの意向を本人と家族に確認し，検討していく必要がある．宇都宮ら[1]が「退院支援は，患者が自分の病気や障害を理解し，退院後も継続が必要な医療や看護を受けながらどこで療養するか，どのような生活を送るかを自己決定するための支援」と述べているように，認知症高齢者の今を生活史からアセスメントし，今後の生活を高齢者の生活の質（Quality of life；QOL）の視点で検討していくことが重要である．そのためには入院治療による弊害を最小限にし，最善の医療とケアをチームで提供し，退院支援することが求められる．

▶ 認知症高齢者の尊厳を守る退院支援

　認知症高齢者の退院支援のカギは，「人生史」「生活史」にあり，それを尊重することは尊厳を守る治療やケアにつながる．また退院後の生活をイメージして，退院困難な場合はその理由を把握するよう努めることが大切である．また，退院後の社会資源の利用を見据え，介護保険の新規申請や区分変更申請を早期から行い，多職種チームで支援していくことが必要である．そのためのポイントを次にあげる．

入院前・入院中に介護保険申請などの必要性を見極める

　退院時の状態を予測し，必要な社会資源にアクセスできる条件を確保しておくことが重要である．介護保険は，申請から認定結果が出るまでに最低1か月を要する．そのため，退院の時期や状態を見越して，入院早期に新規申請や区分変更申請を行っておくことが必要である．病状や治療内容によっては，特定疾患受給者証や肢体不自由・内部障害などの身体障害者手帳の交付申請をする必要もある．

　すでに介護保険サービスを利用している場合は，要介護認定の状況，介護支援専門員（以下，ケアマネジャー）の氏名や連絡先，どのようなサービスをどの程度の頻度で利用していたのか，かかりつけ医や訪問診療の有無などの情報を収集しておく必要がある．

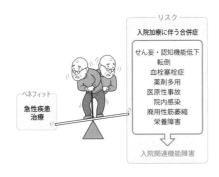

**図1　高齢者の入院加療におけるベネフィット
とリスク**
（大蔵暢：高齢者を包括的に診る老年医学のエッセンス；
An Inconvenient Truth in Geriatrics—虚弱高齢者と入院
関連機能障害, 医学界新聞, 2965, 2012. より引用）

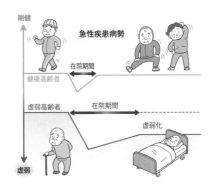

図2　入院加療による体力や機能低下
（大蔵暢：高齢者を包括的に診る老年医学のエッセンス；
An Inconvenient Truth in Geriatrics—虚弱高齢者と入院
関連機能障害, 医学界新聞, 2965, 2012. より引用）

入院関連機能障害を最小限にくいとめる

　入院中の認知機能の低下やせん妄は転倒や転落のリスクとなり，治療の遂行まで困難な状況となりかねない．大蔵は，「入院関連機能障害」として「高齢者の入院加療におけるベネフィットとリスク」に示している（図1）．入院期間が長くなるとさらにそのリスクは高くなる（図2）ため，可能なかぎり早期回復と早期退院を目指し，チームで質の高い退院支援をしていく必要がある．

　早期の回復を可能にするためには，医師から現在の病状や予測されることなどを聞き，治療がどの程度必要か，治療や入院期間の見込み，治療目標を明確にして，チームで共有しケアしていく必要がある．

　入院関連機能障害を最小限にとどめるためには，本書第2章の内容を実践していくことである．

生活能力（ADLとIADL）の低下を最小限にする

　高齢者が入院すると，治療による制限や生活範囲の縮小によって容易に日常生活活動（activities of daily living；ADL）の低下が起こるため，可能なかぎりADLの低下を予防することが重要である．そのためには，まず早期の回復を目指して，回復の状況に応じてリハビリスタッフと目標を共有し，協力しながら「できるADL」を「しているADL」にしていくことが重要である．

　買い物，調理，掃除や洗濯，金銭管理，交通機関の利用などの手段的日常生活活動（instrumental ADL；IADL）は，入院中にその能力を使うことがないため把握が難しく，能力低下をきたしやすい．特に薬剤管理は，入院中もできるかぎり従来の方法を継続できるようにかかわる必要がある．

　どの程度のADL・IADLであれば生活可能か，望む生活に近づくことができるのかを，高齢者本人と話し合い，家族や支援者と共に早期に見極め，必要な能力を維持できるように支援していく．

多職種チームで本人の能力・介護能力・自宅環境をアセスメントしてゴールを設定する

　退院後の本人や家族の不安・心配事はどこにあるのか，その気持ちに耳を傾け，何が問題で，何を解決すればよいのか検討する．家族の介護能力，家屋環境は本人や家族介護者の能力に合っているかをアセスメントし，自宅に帰るためにはどのような環境であればよいのか，どのような能力が備わっていればよいのか，どのような生活なら可能なのかを検討する．退院後の生活をイメージし，退院後継続可能な治療方法に切り替えるなど，目標を共有して支援をしていく必要がある．

1．薬剤管理

　服薬管理の問題は，認知症高齢者に必ず起こってくる．高齢者は，多数の疾患や症状を併せもち，降圧薬や血糖降下薬，心不全治療薬など様々な薬剤を内服していることがある．治療が健康維持や症状緩和につながり，BPSD 予防となるため，治療をいかに継続できるかがカギである．認知機能の程度によって，自己管理を目指すか，部分的な自己管理を目指すか，全面的な他者管理（家族・支援者）とするか，入院中に検討・判断し，自尊心を傷つけずに支援することが重要である．支援例を表に示す．治療内容や方法はできるかぎりシンプルを目指すことが重要である．

2．介護負担の軽減

　一般的に，排泄，食事，清潔の 3 介助が介護の大きな負担となる．認知症高齢者の場合，被害妄想や介護への抵抗，迷い歩き，興奮や大声，おむつをはずしてトイ

表　認知症高齢者の薬剤管理の支援例

薬剤管理
①薬剤数を減らす
②服薬回数を減らす・一包化にするなどしてシンプルにする
③カレンダー・BOXの利用
④テーブルに，「薬を飲みましたか」と書いた紙を置く
⑤家族がタイミングをみて電話する
⑥訪問薬剤指導を利用する
⑦訪問介護やデイサービス利用時に服薬する

インスリン注射
①できるかぎり 1 日 1 回 1 種類
②誘導や指示によって自己注射が可能な場合は毎日訪問介護と訪問看護で指導や実施
③自己注射不可能な場合は毎日訪問看護や通院で実施

服薬拒否や，内服薬を飲んだと言って飲まない高齢者の場合
①介護者以外の者が上手に勧める
②必要最低限の薬剤にする
③勧め方を工夫する
④飲みやすい剤型にする
⑤貼付薬，坐薬，軟膏などに変える
＊食べ物に混ぜると，味の変化で食事を損なわなくなったり，被害的な思考になったりすることもあり，できれば避けたいことである

レではないところで排尿や排便をするなどの BPSD が，介護者の身体的・精神的な大きな負担となり，自宅介護のハードルとなる．自宅環境での BPSD の原因や誘因をアセスメントして，訪問看護師やケアマネジャーと相談できる体制を築き，介護者が一人で抱え込まないようにすることが重要である．

ADL に関しては，入院中にトイレで排泄できなくても自宅の馴染みの環境に戻るとトイレで排泄できるようになることもある．住み慣れた自宅での生活は可能なことが多く，明暗，段差，色調など，認知症による見え方を理解して環境調整することで，さらに生活しやすくなることもある．住宅改修で手すりを設置し，歩行器などの福祉用具を導入しても，使い方がわからないためかえって危険な場合がある．また，私たちが「使えば便利」と思う家庭電化製品や家具なども，高齢者にとっては不便なこともある．そういった認知症高齢者個々の能力に応じた環境を整えることで，自立性が高まり，介護負担も軽減する．

訪問看護の導入・社会資源の活用により生活過程を整える

地域の社会資源の情報を得ながら，介護保険制度による訪問サービス・通所サービス・福祉用具サービスの利用，医療保険制度による訪問看護や訪問診療の利用，訪問薬剤指導など様々なサービスの利用をチームで検討する．そのためのマネジメントをするのがケアマネジャーである．退院調整者は，入院中からケアマネジャーと密にコンタクトをとり，高齢者の病状や治療，家族の状況を確認して話し合い，退院後に必要な支援が受けられるように調整を図る．医療者が必要と考えるサービスであっても，本人や家族のニーズに合っていなければ押しつけになってしまうため，本人や家族と十分に話し合って進める必要がある．

「退院後の心配はない」「自分で何でもできる」と言う高齢者は，状況の理解や判断能力が低下しているためにサービスは不要と思っている場合が多い．また，家族も認知症の場合で的確な判断ができないために，適切なサービスにつながらないこともある．「高齢者にとっての最善は何か」を考えたとき，安生に活全できるよう，上手にサービス利用を勧めることも重要である．筆者の経験では，体調管理や健康管理を目的にした訪問看護を導入することから始めると，以降のサービス導入がスムーズにいく場合が多いように感じる．訪問看護が入れば，その後，訪問看護師が包括的なアセスメントをして，生活過程を整えるための調整をケアマネジャーと共に図ることできる．医療と生活の双方の視点をもって支援する訪問看護は，認知症高齢者の退院後の生活に欠かせない重要な社会資源である．

在宅支援者と協働する退院支援

退院後，医療や介護を在宅支援者につなぐためには，在宅関係者と退院前カンファレンスをしておく必要がある．ケアマネジャーのほかにだれを招集するかがカギとなる．人生のゴールを視野に入れ，「高齢者・家族の希望」＋「高齢者の病状・能力」

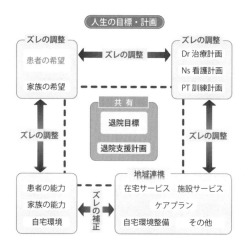

図3　退院調整の概念関連図
（鶴屋邦江・他：認知症高齢者の退院支援〜人工肛門造設術を受ける患者を例に〜，消化器看護，19（5）：26-35，2014. より引用）

＋「介護能力」＋「住環境」＋「社会資源」を考えて，退院支援や調整を行う（図3）．退院後の生活目標や生活をするうえで大事にしていることを共有し，何をどこまでどのように準備して，どのようなサービスをどの程度提供すれば，退院後の生活が安全・安楽に送れるのか，その具体的な目標や内容を共有し調整することがこのカンファレンスの目的である．

　緊急時の体制を確認しておくことも重要である．特に，独居の高齢者の場合，24時間の生活を管理できる人がいないため，様々な支援が必要となる．民生委員や自治会など近隣の住民の協力を求め，財産管理については成年後見人制度の利用などを勧める．緊急時の対応としては，電話器の近くに支援者の電話番号を貼り，家族の連絡先やかかりつけ医，ケアマネジャーの連絡先，既往疾患や服薬状況を記載して，救急隊が確認できるようにしておく．神戸市には，救急隊や医療機関に持病や緊急連絡先を伝える「もしものときの安心シート（救急医療情報）」という用紙がある．独居の認知症高齢者や老老介護の人の退院支援の際に利用している．

　退院前カンファレンスでは，最終ゴールを修正し，内服管理方法の再調整や介護者の支援をしていく．

高齢者の意思・生活をつなぐ退院支援

1．退院支援は意思決定支援

　退院支援は意思決定支援であり，認知症高齢者の意思を尊重し自分らしく生きていくことを支援することである．高齢者本人にわかるように説明し，治療を含め今後の生活について考えてもらう機会をつくる必要がある．そして，家族も含め支援者のその考えや希望を伝える場面をつくることが重要である．支援者が独居生活は無理であろうと考えても，本人が自宅での独居生活を望むとすれば，どのようにすれば可能かを一緒に考えることが必要となる．

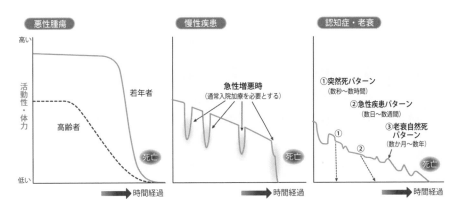

図4　病の経過
（Murray SA., et al.：Illness trajectories and palliative care, BMJ, 330(7498)：1007-1011, 2005, 大蔵暢：「老年症候群」の診察室, 朝日新聞出版, 2013, p.208-209. を参考に筆者作成）

2．老老介護や独居生活を支える

　老老介護や独居であっても本人や家族に何らかの生活上の希望があれば可能性を探ることが重要である．そのために，図3にあるように，本人や家族・支援者の能力や環境などをアセスメントし，本人の意思と生活に合った社会資源の導入を検討する．なかには，サービス利用をしたくないという認知症高齢者もいる．状況にもよるが，そのときはその意思を尊重し，見守り体制を強化し，いつでも支援が受けられる状況をつくっておくことが重要である．周囲の支援者が，よかれと思ってしていることが，実は逆に本人にとっては不快になっていることもある．本人の意向や感情を無視せず，その反応がなぜなのかを聞いて，アセスメントして，検討していくことが重要である．

3．人生史を手がかりに退院支援・在宅療養支援をする

　認知症が進行してくると，高齢者本人の思いを言葉で聞くことが難しくなってくる．高齢者がどのような人生を送ってきたのか，喪失体験や困難をどう乗り越えてきたのか，治療を選択するうえで何を大事にして決めたのかなどについて，聞いて知っていることを次のケアの担い手に「つなぐ」ことは，高齢者がその人らしく生きていくための手がかりとなる．カンファレンスや退院時に在宅関係者に渡す「看護情報提供書」や「入院看護サマリ」は，「高齢者の意思と生活をつなぐ」ためのツールとなる．高齢者が今，「病の経過（図4）」のどのあたりにいるのか，今後の予測をして，退院後，どこでどのような生活をしたいのか，これまでの暮らしとこれからの暮らしを高齢者と家族と共に考え，人生の最終段階まで見据えて支援をすることが重要となる．そして，どのような場所で暮らすことになっても，高齢者の意思をつないでいくことが私たちの大きな役割である．

引用・参考文献
1）宇都宮宏子・他：これからの退院支援・退院調整, 日本看護協会出版会, 2011, p.10.
2）宇都宮宏子監, 坂井志麻編：退院支援ガイドブック「これまでの暮らし」「そしてこれから」をみすえてかかわる, 学研メディカル秀潤社, 2015.
3）日本老年医学会：高齢者ケアの意思決定プロセスに関するガイドライン, 医学と看護社, 2012.
4）大蔵暢：「老年症候群」の診察室, 朝日新聞出版, 2013.

② 地域との連携

▶ 認知症高齢者の意思を尊重する連携

　近年，高齢者の増加に伴い，地域における医療，介護サービスの充実が注目されているが，高齢になるに従い入院受療率は上昇しており[1]，最期を迎えるまでには慢性疾患の急性増悪や，新たな健康障害を起こすなどして入退院を繰り返しながら生活する高齢者が多いと考える．そのような状況においては，病院と在宅サービスが互いに情報を共有し，協働して高齢者を支えるための連携が必要となる．どのような医療，ケアを受けたいのか，最期をどこでどのように迎えたいのかなどの高齢者の意思が，高齢者の入退院に伴ってきちんと伝達され，医療やケアに活かされる必要がある．

　しかし，認知症の高齢者は，失語により自分の言葉で意思を伝えることができなかったり，言葉で伝えることはできても判断力が低下している場合はその選択がその人にとって最善であるかどうかを検討することが必要であったりする．意思が尊重され，尊厳が保持されて人生の残りの時間を過ごせるように認知症高齢者の「意思を支える」ということは，連携においても一つの大きなテーマである．

　病院の看護師だけが知っている入院中の表情や言動から捉えられる認知症高齢者の意思もあれば，長い期間かかわってきた訪問看護師が把握している認知症高齢者の意思もある．両者が連携し，さらに家族や多職種とも連携しながら，認知症高齢者の意思をひも解き，つないでいくことが必要である．

　2018年に厚生労働省より「認知症の人の日常生活・社会生活における意思決定支援ガイドライン」[2]が策定された．そこには認知症の人の意思決定支援について，「認知能力に応じた説明」や「本人の価値観，健康観や生活歴を踏まえた推定意思・選好の確認と尊重」や，「身振り手振り，表情の変化も意思表示として読み取る努力」についてなどが述べられている．また，2019年には日本老年医学会より「ACP推進に関する提言」[3]が策定された．この提言では，ACP（アドバンス・ケア・プランニング；advance care planning）とは「将来の医療・ケアについて，本人を人として尊重した意思決定の実現を支援するプロセス」であると定義されている．このような資源も活用しながら，病院，在宅双方において協働して支援していくことが重要と考える．

　近年推進されている地域包括ケアとは，「保健・医療・福祉・介護の各職種が連携し，地域住民の参加も得ながら，高齢者のニーズに対応した様々な地域の資源を

組み合わせたケアの統合体のことをいう」[4]. 病院や在宅におけるケア提供者は,その統合体のなかの一員であり,個々の高齢者が,住み慣れた場所で最期まで過ごすことの実現に向けて連携していくことが必要とされている.

▶ 認知症高齢者のもてる力に関する連携

認知症高齢者は病院という日常生活とはかけ離れた環境では,不安に陥ったり,混乱したりすることがある.そこで,本来もっている能力を発揮することができず,入院先では本来の認知機能よりも低く見積もられることがある.独居生活を送ることができていた認知症高齢者が,病院のスタッフからは何もできない人と認識されているなどということが,実際に起こっている.

また,認知症高齢者は,もてる力を発揮するための条件が必要なことがある.ある糖尿病の認知症高齢者は,入院中に血糖自己測定やインスリン注射の手技を一度は習得したにもかかわらず,退院が近づき準備で周囲が落ち着かなくなった頃から手技ができなくなった.その人の場合は,注意障害があり,気が散る要因があると手技が混乱することがわかった.退院後連日訪問し,本人の手技がゆっくりであっても,できる限り声をかけず,静かに見守り,注意が散漫にならない環境をつくることにより,再び手技を取り戻した.また,若い頃ラーメン屋の出前の仕事をしており,いつも注文のメモを見て行動するという習慣があったため,インスリンを打ったらメモに残すことを試みたところ,回数の間違いも防ぐことができた.

個々の認知症高齢者が何ができて,何ができないのか,どのような状況であれば残された能力を発揮できるのかを病院のスタッフと在宅のスタッフとで伝達することは,認知症高齢者が自尊感情を維持し,能力を低下させることなく過ごすために必要なことである.そのためには,単に「認知機能が低下している高齢者」という認識だけではなく,認知機能のどの能力が低下しているのか,どうすればその能力を補うことができるのかという細やかなアセスメントが必要である.これまでの生活歴,習慣なども互いに伝達しアセスメントすることで,その人のもてる力を引き出し,家での生活を可能にすることができる.在院日数が短い病院で,在宅における療養生活のすべての課題を解決することができないのは当然であり,課題を明らかにして引き継ぐことが重要であると考える.

▶ 日常的なケアに関する連携

日常的なケアにおいても,認知症高齢者の意思の尊重は大切である.たとえば入浴を拒否するという課題に対し,好みの湯の温度や介助方法などその人の意思を尊重した方法を共有するなどの細やかな連携により,認知症高齢者の苦痛を軽減するケア方法のヒントが得られる.また,体動が落ち着かないときには腰の痛みを疑うとよいなど,苦痛緩和にまつわる個別の情報も重要である.このような連携により,認知症高齢者が少しでも安楽に落ち着いて過ごせれば,入院期間の短縮にもつな

がっていくと考える.

　また，入院治療により疾患は改善しても，入院中の安静による筋力の低下でこれまでの生活が困難になることもあり，自宅の環境や暮らしに関する情報を在宅のスタッフから病院のスタッフに早期に伝達して，ADL を落とさないかかわりをすることや，在宅側は，病院での ADL を把握して退院後のスムーズな生活に向けて準備を進めるなど，退院支援にまつわる連携は多岐にわたる．家族への介護方法の習得に関しても，家族の疲弊を考えると，訪問看護や訪問介護で担えばよいものもある．病院と在宅が連携して検討していけるとよい.

▶ 退院支援における連携の実際：だれとどのようにつながるか

訪問看護ステーション

　訪問看護師は，これまでの経験から，今後の生活を予測し，退院支援のアイデアを出すことができるため，早めにつながることで退院支援がスムーズにいくことがある．訪問看護側も早めに連携することによりケアマネジャーと共に福祉用具の使用や介護保険サービスの検討をしたり，地域の診療所の医師と連携して病状の悪化や看取りへの対応に備えたりすることができる．家族の介護負担について病院の看護師と共に具体的に検討することもできる.

　看看連携の方法としては，サマリーのやり取りのほかに，できる限り顔を合わせた連携が望ましいが，その他個人情報保護の観点から安全性に配慮した上で電話の活用も方法の一つである．事業所に連絡のとりやすい時間を聞いておくとよい.

　また，退院前のカンファレンスで顔を合わせる機会は非常に貴重である．しかし，この大事な機会に話すのは医療ソーシャルワーカー（MSW）ばかりで，病院の看護師は下を向いてメモを取るだけという残念なカンファレンスの場合もある．看護師にはぜひ認知症高齢者の代弁者として参加してほしいと考える.

ケアマネジャー（介護支援専門員）

　訪問看護や訪問診療，訪問介護，デイサービスなど，退院後に介入する可能性のあるサービスは多岐にわたる．それらサービス調整の要となるのがケアマネジャーである.

　ケアマネジャーは，ケアプランを立てて，サービスの調整を行うなどのケアマネジメントを行う.医療系,福祉系の資格などケアマネジャーの背景となる職種は様々であるため，同じ言葉を使用してもイメージしていることが異なる場合もある．互いに理解を確認しながら丁寧にコミュニケーションをとる必要がある.

　このようなケアマネジャーとの連携は MSW を窓口として進められることが多いかもしれないが,実際にケアを行っている病院の看護師が直接やりとりすることで，内容が深まることもある．内容に応じて積極的に介入してみてほしい.

・地域包括支援センター

地域のどことつながったらよいかわからないときに頼れる存在なのが，地域包括支援センターである．地域包括支援センターは「地域で暮らす利用者に包括的に支援を行う中核的な機関」[5]である．各市町村に設置されており，保健師や主任ケアマネジャー，社会福祉士がおり，介護保険の申請や地域のケアマネジャーにつながるための相談にも応じてくれる．その認知症高齢者が住む地域の地域包括支援センターを役所のウェブサイトなどで調べることができる．

地域の診療所

その人の状態や自宅から病院までの距離によっては，退院後は入院していた病院へ通院するのではなく，地域の診療所の医師が主治医となる場合がある．また，病院と併診することで，急な発熱などに早期に対応でき再入院を免れる場合がある．導入するかどうかは，入院中の主治医とも相談して決める必要がある．

特殊な衛生材料を必要とする場合には，取り寄せる時間を要するなど診療所ごとの問題もある．病院の主治医にも協力してもらい，連携を図る必要がある．

通院ではなく訪問診療が必要なのか，24時間対応できるところがよいのか，認知症とほかの疾患の両方に対応してもらう必要性など，個々の状態に応じて診療所を選択する必要がある．ケアマネジャーや訪問看護師がもっている地域の情報を活用して選択する方法もある．

その他

在宅では，認知機能低下により様々な生活上の課題が生じる．たとえば日常の金銭管理，財産管理の問題，悪質商法などの犯罪に巻き込まれる危険性などである．日常の金銭管理に関しては社会福祉協議会の事業である日常生活自立支援事業があり，財産管理や契約締結の代行，不利益な契約の取り消しなどに関しては，成年後見制度がある．その他地域のボランティアや家族会に支えられることもある．具体的な調整は，MSWやケアマネジャーが中心になって行うことが多いが，認知症高齢者の在宅での生活を可能にするためには，地域の様々な組織の介入が必要であるということを認識し，看護師も病院が所属する地域のサービスに関心をもつことが大切である．また，看看連携においても，デイサービスやショートステイの施設，診療所など訪問看護ステーション以外の場所にも看護師がいる．認知症高齢者の課題に応じて看護師同士がつながり，認知症高齢者の人生が豊かなものになるように，共に支えることができればと考える．

▶ 訪問看護にまつわる介護保険制度と医療保険制度

　病院の看護師は在宅サービスの制度すべてを詳しく知る必要はないと思われるが，制度に対する苦手意識から退院支援が苦痛であったり，在宅のスタッフとかかわることを敬遠したりしてしまうことがないように知識を得ることは必要であると考える．在宅のスタッフと退院前カンファレンスなどで話をする際の理解の助けとなるように，介護保険制度と医療保険制度について簡単にまとめる．

介護保険制度

　訪問看護や，訪問介護，デイサービスなどのサービスは，介護保険制度により利用することができる．

　介護保険の給付を受ける資格をもつ人を被保険者という．65歳以上の人は第1号被保険者とよばれ，要支援・要介護状態になれば介護保険サービスを受けられる．40歳以上65歳未満の医療保険加入者を第2号被保険者とよび，特定疾病（表1）が原因で要支援・要介護状態になった人は介護保険サービスを受けられる．

　介護保険の申請からサービス利用までの流れを図に示す．退院後すぐに介護保険サービスを利用するためには，入院中に要支援・要介護認定の申請を行う必要がある．申請日から介護保険サービスを利用することはできるが，認定結果が出るのは認定調査をしてから約1か月後であり，結果が出るまでの期間は，ケアマネジャーが介護度を予測しながらケアプランを立てる．各介護度により給付限度額が決まっているため，限度額を超えないように控えめにケアプランを立てなくてはならず，必要十分なサービスを入れられないことがある．少しでも早く認定結果が出るように，在院中から申請を進めることが望まれる．介護度認定には医師の意見書が必要

表1　**特定疾病**

①がん（医師が一般に認められている医学的知見に基づき回復の見込みがない状態に至ったと判断したものに限る）
②関節リウマチ
③筋萎縮性側索硬化症
④後縦靭帯骨化症
⑤骨折を伴う骨粗鬆症
⑥初老期における認知症
⑦進行性核上性麻痺，大脳皮質基底核変性症及びパーキンソン病［パーキンソン病関連疾患］
⑧脊髄小脳変性症
⑨脊柱管狭窄症
⑩早老症
⑪多系統萎縮症
⑫糖尿病性神経障害，糖尿病性腎症および糖尿病性網膜症
⑬脳血管疾患
⑭閉塞性動脈硬化症
⑮慢性閉塞性肺疾患
⑯両側の膝関節または股関節に著しい変形を伴う変形性関節症

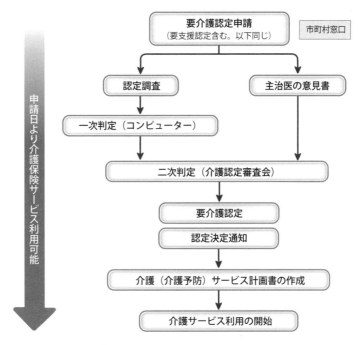

図　介護保険の申請からサービス利用までの流れ

であり，早く提出されないがために判定が遅れることがある．これを防ぐため，病院側の協力が必要である．

　すべてのサービスには単位が決まっており，それにより利用者の経済的な負担と事業所の収益が決まる．たとえば退院前カンファレンスで話題にのぼるであろう週に何回訪問看護を利用するのかということも，利用者の経済的な負担を左右する．ケアの必要性とともに経済的な負担を考慮したアセスメントが必要とされる．看護師の訪問回数やケアの内容に対する利用者・家族の同意が必要であり，事前の話し合いが大切となる．

　介護保険制度の居宅サービスの種類としては，訪問看護のほかに，ホームヘルパーが利用者の自宅を訪問し身体介護や生活援助を行う訪問介護，利用者宅で寝たまま入れる浴槽を持ち込み入浴介助を行う訪問入浴介護，通いでレクリエーションや入浴，食事等の介護を行う通所介護（デイサービス），リハビリテーションを行う通所リハビリテーション（デイケア），ベッドや車いすなどを貸与する福祉用具貸与，住宅改修への支援を行う居宅介護住宅改修費，特別養護老人ホームなどに短期間入所する短期入所生活介護（ショートステイ）などがある．

医療保険制度

　認知症高齢者が在宅で生活するために活用できる制度として医療保険制度も重要である．外来診療や訪問診療はもちろんのこと，訪問リハビリテーションや訪問看護も医療保険制度により訪問することがある．

表2　厚生労働大臣が定める疾病等

①末期の悪性腫瘍	⑩多系統萎縮症（線条体黒質変性症，オリーブ橋小脳萎縮症及びシャイ・ドレーガー症候群）
②多発性硬化症	
③重症筋無力症	
④スモン	⑪プリオン病
⑤筋萎縮性側索硬化症	⑫亜急性硬化性全脳炎
⑥脊髄小脳変性症	⑬ライソゾーム病
⑦ハンチントン病	⑭副腎白質ジストロフィー
⑧進行性筋ジストロフィー症	⑮脊髄性筋萎縮症
⑨パーキンソン病疾患（進行性核上性麻痺，大脳皮質基底核変性症及びパーキンソン病（ホーエン・ヤールの重症度分類がステージ3以上であって生活機能障害度がⅡ度又はⅢ度のものに限る））	⑯球脊髄性筋萎縮症
	⑰慢性炎症性脱髄性多発神経炎
	⑱後天性免疫不全症候群
	⑲頸髄損傷
	⑳人工呼吸器を使用している状態（夜間無呼吸のマスク換気は除く）

　介護保険でも医療保険でも，訪問看護を利用するには主治医から訪問看護指示書を出してもらう必要がある．さらに訪問看護師から「医師から特別訪問看護指示書を出してほしい」と言われることがあるかもしれない．これは，たとえば褥瘡に対して連日訪問して処置をする必要がある場合のように，頻回の訪問看護が必要であると医師が認めた場合に交付されるもので，介護保険制度で訪問する利用者でも一定期間医療保険で訪問することができる．このことにより，介護保険による支給限度額の制約を受けずに状態に合わせた頻回の看護を提供することができる．また，要支援・要介護認定を受けていない人も医療保険で訪問看護を受けることができる．末期の悪性腫瘍や難病など厚生労働大臣が定める疾病（表2）や精神科訪問看護が必要な人（認知症は除く）の場合にも医療保険による訪問看護となる．

　単なる制度の違いであり，その内容としては，状態をアセスメントして必要な看護を提供することに変わりはない．

引用・参考文献
1）厚生労働省「平成29年患者調査の概況」
　　https://www.mhlw.go.jp/toukei/saikin/hw/kanja/17/dl/02.pdf（2020/2/3閲覧）
2）厚生労働省「認知症の人の日常生活・社会生活における意思決定支援ガイドライン」
　　https://www.mhlw.go.jp/file/06-Seisakujouhou-12300000-Roukenkyoku/0000212396.pdf（2020/2/3閲覧）
3）日本老年医学会「ACP推進に関する提言」
　　https://jpn-geriat-soc.or.jp/proposal/acp.html（2020/2/3閲覧）
4）北川公子・他：系統看護学講座 専門Ⅱ 老年看護学，医学書院，2019，p.74-78.
5）前掲4），p.36-54.
6）長谷憲明：よくわかる！ 新しい介護保険のしくみ 平成27年改正対応版，瀬谷出版，2015，p.36-62.
7）廣瀬知人監，田中久美 編：新人ナースゆう子と学ぶ 高齢者看護のアセスメント，メディカ出版，2012，p.138-144.
8）長江弘子 編著：生活と医療を統合する継続看護マネジメント，医歯薬出版，2014，p.2-39，p.60-66.
9）平原佐斗司・他編：認知症の緩和ケア，南山堂，2019，p.259-263.

事例でみる
認知症高齢者への
かかわりの実際

コミュニケーション事例
：何度も同じことを聞く，辻褄の合わない言動

事例紹介

- ◆ **患者**：A氏，83歳，男性，中等度アルツハイマー型認知症．改訂長谷川式簡易知能評価スケール（HDS-R）11/30点，要介護1．
- ◆ **主訴**：頭がボーッとする，道に迷った．
- ◆ **経過**：中等度アルツハイマー型認知症の診断を受け近医へ通院していたが，頭を検査してほしいと紹介状を持たずに一人で来院したため，担当ケアマネジャーが介入して，後日一緒に神経内科外来を受診することとなる．しかし翌日，再び紹介状を持たずに一人で来院し，「今日，病院へ来る日だっけ？」と混乱した様子であったため，ケアマネジャーに来院してもらい，そのまま神経内科外来を受診することとなる．ケアマネジャーが到着するまでのあいだに本人から話を聞くと，「特に具合が悪いことはない，朝起きて暇だったから病院へ来た」と話した．ケアマネジャー到着後に医師の診察を受け，頭部CT検査で頭蓋内病変は認められず，認知症に伴う症状と判断されたため，近医への通院を継続することとなる．しかし，その後も2日続けて一人で来院する．
- ◆ **既往歴**：以前に腹部の手術を受けたと話しているが，詳細は不明．
- ◆ **家族構成**：独居．
- ◆ **ADL状況**：自立．慣れた場所にはバスに乗って外出することも可能．
- ◆ **生活歴**：大学を卒業し，海外に子会社を持つ会社の社長をしていた．
- ◆ **ケアマネジャーからの情報**：大きな会社の社長をしていたため，体調が悪いときは大きな病院で診てもらうという考えをもっている．また，大学時代を過ごした街で道に迷ったことにショックを受けていた．

▶ アセスメント

　　独歩で来院したが，歩行は安定しており明らかな四肢麻痺は認められない．あいさつ時に目線を合わせることができ，問いかけに応答できることから，視覚・聴覚は保たれており，言語的コミュニケーションが可能である．身なりも整っており，更衣・身支度も可能であると考える．ケアマネジャーと一緒に受診する日とは異なる日に一人で来院したり，頭を検査してほしいと言っていたが具合が悪いところはないと話すなど，認知症の中核症状である見当識障害や記憶障害が認められた．そのため，受診理由や現状がわからなくなり，待っているあいだに不安になる，混乱する，離院するなどの可能性が考えられた．また，言いたいことをうまく伝えられず，本人の目的にかなった診察が受けられない可能性があると考え，来院した目的が何かを本人のペースに合わせて聞くとともに，体調不良がないかを注意深く確認しながら，安心して診察を待つことができるように，環境を調整する必要がある．

▶ ケアの実践

　　受付スタッフも含めてA氏の情報を共有し見守りを強化した．バイタルサインを測定し，A氏が話すペースに合わせて簡単な言葉でゆっくりと問いかけた．

看護師：今日はどういったことで病院へ来たのですか？
Ａ　氏：朝起きて時間があったから病院へ来た．
看護師：頭がボーッとしますか？　道に迷ったのですか？

　　このように受診理由を思い出せるように問いかけると，A氏は「そうそう……」とスイッチが入ったように，学生時代を過ごした街で道に迷ったこと，頭がボーッとしてわからなくなることがたびたびあり，検査してもらおうと来院したことを話した．ケアマネジャーと一緒に受診することは覚えておらず，ケアマネジャーが病院へ向かっていること，到着したら診察になること，それまで待ってもらうことを，15分後，30分後と様子をみて間隔を空けながら，繰り返し伝えることで見当識を保つようにかかわった．ケアマネジャーの到着後にA氏の情報収集を行ったところ，大きな会社の社長をしていたことから，体調が悪くなったら大きな病院で診てもらうという考えをもっていることがわかった．診察医へ情報提供し，A氏の受診目的にかなう診察が受けられるよう調整した．体調が悪くなったら大きな病院で診てもらうという考えをもっているため，再び一人で来院する可能性を考え，医師やケアマネジャーと相談し，その際はケアマネジャーと連絡を取り合って調整することとなった．また，スタッフ間で情報共有するために記録に残しケアの統一を図った．
　　翌日も一人で来院したため，昨日と同様に何の目的で来院したのかを丁寧に聞いた．

看護師：昨日は検査で頭に問題がなくてよかったですね．今日はいかがされましたか？
Ａ　氏：ああ……．
看護師：体調が悪いですか？
Ａ　氏：体調は悪くない……．
看護師：何かお困りのことがありますか？

　　このように体調不良がないかを注意深く観察しながら話を聞いたところ，A氏は「もらえるものはもらおうと思って……」と，かばんから1枚の紙を出した．それは自費診療を受けたときの返金手続き方法を書いた紙だった．保険証を持参せず自費で診療を受けたことによるものであった．そこで，手続きに必要な領収書や印鑑，保険証がかばんの中に入っているかどうかを一緒に確認したが，保険証だけがなかった．A氏は紙に書いてある文章を読んで内容を理解し行動することができると判断したため，必要なことを紙に書いて渡すこととした．かばんの中は郵便物や封

書が散乱しており，この様子から，家で保険証を探せなかったり紛失していたりする可能性を考え，再発行の手続き方法も記載した．また，どうしたらよいかわからなくなったときのために病院の連絡先を記載した．その日の夕方に確認したところ，保険証が見つからないため再発行の手続きをして手元にあるとのことであった．翌日来院し，会計窓口で返金手続きをしている途中に神経内科外来へ来たため，スタッフが手続き終了まで付き添い帰宅した．それ以降，来院することはなかった．

▶ 結 果

- スタッフと情報共有し，見守りを強化したことで安全を確保することができた．認知症ケアは一人で行うことは困難であるため，**協力体制を整える**ことが重要である．

- わかりやすい環境づくりを心がけることで，安心して受診することができた．病院は白い壁，似たような場所，たくさんの人など，認知症の人にとってわかりづらい環境である．何度も同じことを聞いてくる前に，**24時間リアリティオリエンテーション***を実施し見当識にはたらきかけ，自分はどこにいるのか，何をしているのか，どうしたらよいのかをわかりやすくし，**安心して過ごすことができる環境を整える**ことが重要である．

- 相手のペースに合わせて丁寧に話を聞くことで受診理由が明確となり，目的にかなった診療を受けることができた．**認知症の人の言動・行動には必ず理由がある**ため，それが何かを**相手のペースに合わせて**ゆっくりと丁寧に話を聞くことが大切である．辻褄の合わない言動が聞かれるのは，相手を理解していないためであり，**生活史をもとに相手への理解を深める**ことが重要である．忙しい業務のなかでゆっくり話を聞いたり，相手のペースに合わせたりすることは簡単ではないが，その場しのぎの対応は結果として困難な状況を招き，効果的なコミュニケーションが図れなくなる危険性がある．**入院時の問診を活用**して相手への理解を深める努力が必要である．

- 体調不良がないかを注意深く観察することで，治療を要する状態を見極めることができた．認知症の人は**体調不良をうまく訴えることができない**ことが多くなる．自分自身は訴えているつもりでも周りにうまく伝わらないことで何度も同じことを繰り返すことがある．そのようなときは，フィジカルアセスメントを行い感染徴候や脱水，便秘，疼痛など体調不良がないかを注意深く観察することが重要である．

＊24時間リアリティオリエンテーション（reality orientation；RO）：見当識障害をもつ人に対して行う，1日の生活やケアの流れに沿って現在の情報を伝え，見当識を強化させるはたらきかけのこと．

▶まとめ

- 協力体制を整える．
- 24 時間リアリティオリエンテーションでわかりやすく安心できる環境づくりを心がける．
- 生活史をもとに相手の言動や行動の理由を理解する．
- できること・もっている能力に着目し，ケアに生かす．
- 体調不良がないかを注意深く観察する．

引用・参考文献
1）日本赤十字看護学会 臨床看護実践開発事業委員会編：認知症高齢者の世界，日本看護協会出版会，2015.
2）三村将・他編著：認知症のコミュニケーション障害　その評価と支援，医歯薬出版，2013.
3）飯干紀代子：今日から実践 認知症の人とのコミュニケーション 感情と行動を理解するためのアプローチ，中央法規，2011.
4）六角僚了：認知症ケアの考え方と技術，第 2 版，医学書院，2015.
5）山口晴保編著：認知症の正しい理解と包括的医療・ケアのポイント 快一徹！ 脳活性化リハビリテーションで進行を防ごう，第 2 版，協同医書出版社，2010.

2 BPSD事例①
：チューブ・ドレーン類の自己抜去

事例紹介

- **患者**：B氏，80歳，男性．
- **既往歴**：アルツハイマー型認知症（CDR[*1] 1，FAST[*2] 4，認知症高齢者の日常生活自立度Ⅱb），要介護2．
- **家族構成**：妻と二人暮らし．
- **仕事**：不動産会社を経営（78歳まで），現在，会社は息子に譲っている．
- **性格**：頑固なところはあるが曲がったことが嫌いで，とても人情味がある．
- **人生のなかで大切にしていること**：人に迷惑をかけず，自分のことは自分でする．
- **入院前の生活**：ADLは自立，IADLはほぼ介助が必要．ここ最近は思うように言葉が出ないことがあるのか，自分の言いたいことがうまく伝わらないと大声を出して怒鳴ったり物を叩いたりするようなことが増えていた．しかし，時間をかけて話をしていると，しだいに落ち着いていった（妻より）．
- **入院までの経過**：近医に通院中，腹部エコー検査にて主膵管，総胆管の拡張を指摘されT病院を紹介受診した．内視鏡検査の結果，早期の胃がんと診断され腹腔鏡下胃切除術施行目的で入院となった．
- **入院から手術までの経過**：手術2日前に入院．入院後すぐは落ち着かない様子で看護師に「いつまでここにいればよいのか」など繰り返し聞いていたが，しばらくすると病室の環境にも慣れたのか妻と楽しそうに会話して過ごしていた．手術に関しては，主治医からB氏と妻に説明が実施された．手術することはすぐに忘れてしまうが，明日手術であることを説明すると「手術後は痛いですかね」と心配する言動が聞かれた．病院に入院していることは理解していたが，トイレに行って自分の病室がわからなくなることもあった．
- **手術から2病日までの経過**：術後は，左横隔膜下ドレーン，ウィンスロー孔ドレーン，尿道留置カテーテル，左前腕末梢カテーテル，酸素マスク4Lにて経過．B氏には様々な管が入っていることが説明されたが，B氏が理解したのかは確認しなかった．また，無事に手術が終わったことを伝えると「ありがとうございます」と返答があった．術後1日目，突然ベッドから起き上がり，腕に入っている点滴や腹部のドレーンを気にする様子もなく動いている．担当看護師が「手術が終わったばかりで，腕とおなかに大切な管がたくさん入っているので気をつけてください．何かあったらナースコールで呼んでください」とB氏に説明した．B氏は「わかりました」と横になるが，ナースコールを押すことなく，またすぐに動いてしまっていた．その都度，担当看護師は説明を繰り返した．しかし，落ち着くどころか，今度は管が気になっているのか点滴やドレーンを触ったり，うめき声を上げたりなど興奮がひどくなった．担当看護師は，認知症のために現状が理解できていないと考え，B氏の身体を押さえるのと同時に早口で「手術をしたばかりで安静が必要です．これら（B氏が触っている管類）は大切な管ですから絶対触らないでください」と説明を繰り返した．しかし，何度言っても聞かないB氏に対して，担当看護師の口調は徐々に強くなっていた．
- **点滴の自己抜去**：担当看護師が他の患者に対応していると，別の看護師からB氏が点滴を自己抜去していると報告を受ける．急いで病室に行くと，B氏は険しい表情で抜いた点滴を持って

いた．担当看護師は「あんなに大切だと言ったじゃないですか」とB氏を責めた．担当看護師は，腹部のドレーンを抜かれてはいけないと考えて，B氏の安全を守るために身体拘束を実施した．しかし，身体拘束によってB氏の興奮はさらにひどくなった．

＊1　CDR：clinical dementia rating
＊2　FAST：functional assessment staging

▶ アセスメントと対応のポイント

　本事例において注目すべきアセスメントポイントはいくつか存在する．そのアセスメントポイントと対応のポイントを述べる．

アセスメント：B氏の行動にはどんな意味があったのか

　術後のB氏の行動は一見すると意味がなく，管類に注意を払うことができていないと捉えられることが多い．山下ら[1]は「一般病院に入院中の認知症高齢者が呈するBPSDは，中核症状とともに入院という大きな環境の変化，慣れない検査や治療などの外的要因が誘因になっている．特に問題とされた行動や症状は，治療の妨げになる『点滴抜去』や『チューブ類の抜去』であった」と報告しており，認知症高齢者が一般病棟に入院し手術を受けると，BPSDを起こしやすくなることが予測されると同時に治療を困難にする事象が現れる可能性がある．確かに，B氏は多くの管によって行動を制限されるなど，BPSDを起こす要因がいくつか存在する．しかし，今回のBPSDの引き金は別のところに存在する．

　B氏は，術後の痛みについて心配する発言をしている．そして，入院前から自分の言いたいことがうまく伝わらないと大声を出して怒鳴ったり物を叩いたりするような言動を認めていた．要するに，看護師はB氏の術後の痛みが適切に評価できていなかったのである．看護師は硬膜外チューブが挿入されていることで痛みは軽減されていると思い込み，しかも，B氏からの「痛みの訴え」がなかったことで痛みが見逃される結果となった．術後のB氏の行動は，周りからみると意味のないことのように考えられてしまうが，実はとても重要なメッセージをBPSDとして私たちに発していたのである．

　そして，認知症高齢者は，記憶障害や見当識障害などによって自分の置かれている環境を理解しづらい状況になることがある．ケアする側は説明したつもりでも当人が十分に理解しているとはかぎらない．要するに，言われた瞬間は覚えていても，時間の経過で記憶が失われることがある．同じことを繰り返しているようにみえる行動や言動は，彼らにとってはその都度初めてのことなのである．看護師は，決して忘れていることを責めてはいけないし，「何度も言っています」などの発言は認知症高齢者の自尊心を傷つけることにもなるので絶対にしてはならない．

　その後，身体拘束によって興奮が増してしまったが，身体拘束以外に方法はなかっ

たのだろうか．急性期医療を受ける場合は，身体に点滴などの管が挿入され，安静を強いられることも少なくない．このような状況では，患者の安全を守るという理由で身体拘束が実施されることが多々みられる．しかし，B氏を拘束したことによって逆に興奮を助長させる結果になった．これは，B氏の欲求が何も解決されなかったためである．前述したように，痛みという現象がB氏を襲っているにもかかわらず，身体の自由を奪われたのである．皆さんも"おなかが痛いときに，自分の手でおなかを押さえて痛みを我慢する"というような経験はないだろうか．B氏も痛いところを押さえたいだけだったのかもしれない．拘束はそれすらもできなくなることを理解しなければならない．だからこそ，身体拘束の実施にあたっては注意が必要なのである．

「痛い」を言葉ではなく，別の表現で表していることを理解する

まずは，B氏に痛みがないかを尋ねるのが大前提である．しかし，思うように表現できない認知症高齢者では，観察項目として「表情」「言動」「身体の動き」「対人関係の変化」「日常行動の変化」「精神状態の変化」の6つの視点が有用であると言われている[2]．よって，"痛い"という発言がなくとも，表情は険しくないか，いつもと異なるような動き，たとえば，おなかをさするような動きをしていないか，昼夜のバランスが乱れていないかなどを確認することが必要である．当然，バイタルサインなど全身状態も重要な手がかりとなるのでフィジカルアセスメントを忘れてはならない．そして，何よりもB氏が痛みについてどのように考えていたのかを知ることである．B氏は痛みについて入院後より不安を訴えていたことからも痛みへのケアが重要であることは理解できるであろう．

B氏の間合いに入ること．そして，決してケアを急がない

急に話を始めたり，いきなり身体に触れたりする行為は，認知症高齢者にとっては脅威になることがある．まずは相手の目を見てゆっくり話しかける．その後，相手が看護師を視界に捉え反応をみせたら，次の声かけへと移る．この始めのステップができていないと，看護師の存在はずっと認識されないばかりか，脅威を与える存在と認識され不快な記憶としてinputされる可能性があることを理解しておく．B氏の繰り返しの言動に対して看護師は，矢継ぎ早に説明と身体に触れる行為をしている．ここでは，あえてゆっくりとB氏の間合いに入り，アイコンタクトができた時点で手術したことや管が入っていること，そして痛みがあれば取り除くことができることを伝える．このときは，B氏の身体に軽く触れながら現状の説明をすることで，より安心感を与えるケアとなる．

身体拘束の実施は，決して一人で判断せず，複数人で検討する

　担当看護師は，管を抜かれたことで，もうこれ以上管を抜かれたくないと思ったはずである．当然の反応である．その結果が身体拘束へとつながったが，ここで重要なことは，複数の看護師もしくは多職種で拘束の必要性を検討することである．そして，拘束をしたことで病室を訪れる機会が減らないようにすることである．可能であれば家族の協力を得ながら傍についてもらい，身体拘束の時間を減らしていくことも一つの方法である．繰り返しになるが，身体拘束が悪いという議論ではなく，身体拘束を実施する場合は「切迫性」「非代替性」「一時性」を十分にチームで検討すること．そして，一時性に関しては，少しの時間でもよいので身体拘束を外す努力をしてもらいたい．

入院前の情報は宝である

　本事例では，せん妄かBPSDかで迷ってしまう．その理由の一つは，せん妄の因子として認知症と高齢があることである．先行研究において，入院中の高齢者の70％にせん妄がみられたとの報告もある[3]．このデータを見ても，高齢というだけでせん妄になる可能性が増すことがわかる．なお，一般病棟におけるせん妄の有病率は18〜35％である[4]．多くの高齢者にせん妄がみられたとなると，最初に疑うのは間違いなくせん妄である．しかも，せん妄を100％除外するまでの根拠は実は見当たらない．ただ，BPSDを示唆する根拠はある．それは，入院前と術後の症状の一致である．術後も自分の思いが伝わらないことが行動として現れているが，これらの行動の現れ方が入院前と一致するのである．入院前からBPSDは認められており発現の仕方も同じである．せん妄とBPSDは非常に似ているため区別がきわめて困難である．しかし，入院前の情報を得ておくことで鑑別するときの手がかりとなるため，丁寧に情報収集をしておくことが重要である．B氏から入院前の情報を得ることが難しい場合は，家族から情報を得ておくようにする．

▶ まとめ

　本事例のように，術後は身体に重要な管が挿入されることがほとんどである．認知症高齢者に管などが挿入された場合は，どうしても管を守ることを優先してしまうため，患者の言動や行動の意味を理解することが後回しになってしまう場合がある．そのため，患者の言動や行動が意味していることは何なのかを考える．今回は，BPSDの原因の1つを「痛み」と考え事例を展開してきたが，実際には痛みに加え，苦しさ，寂しさ，つらさ，不安など様々な感情やケアの難さが複雑に絡み合うことでBPSDが発現することを念頭に置き，認知症高齢者のもてる力を引き出すようにかかわることが重要である．

引用・参考文献
1）山下真理子・他：一般病院における認知症高齢者のBPSDとその対応；一般病院における現状と課題―，老年精神医学雑誌，17(1)：75-85，2006.
2）AGS Panel on Persistent Pain in Older Persons：The management of persistent pain in older persons，J Am Geriat Soc，50：s205-s224，2002.
3）Cole MG，Ciampi A，Belzile E，et al.：Subsyndromal delirium in older people：a systematic review of frequency，risk factors，course and outcomes，Int J Geriatr Psychiatry，28(8)：771-780，2013.
4）Inouye SK，Westendorp RGJ，et al.：Delirium in elderly people，LANSET，383(9920)：911-922，2014.

3 BPSD事例②
：治療・処置の拒否

事例紹介

◆ **患者**：C氏，80代後半，男性．要介護3，認知症高齢者の日常生活自立度判定基準Ⅲa.

◆ **入院前の状況**：神経因性膀胱により半年前から尿道カテーテル留置．その頃から，独居生活が困難となり，老人保健施設に入所．月1回のカテーテル交換のため外来通院．施設では，移動は車いす，食事はセッティングで自立．認知症の診断は受けていないが，短期記憶障害著明，日常的な簡単な会話可能．難聴あり．妻は10年以上前に他界．C氏が経営していた居酒屋を息子が引き継いでいる．息子とその妻がキーパーソンだが，入院時以来面会はない.

◆ **入院後の経過**：入所施設にて尿道カテーテルを自己抜去しており，外来時に尿道損傷に起因した陰部膿瘍と診断，緊急入院となる．感染コントロールがつかないため，陰茎全摘除術を施行し，膀胱瘻カテーテルを留置．1日2回の創部洗浄時に医療者に噛みつこうとするなどの暴言・暴力がみられ，4人がかりで処置を実施していた．また，食事，清潔ケアなどにも抵抗がみられ，入院後より昼夜問わず大声を出していた．食事摂取量が少ないため，末梢点滴から補液をしていたが，自己抜去防止のためミトンを装着し，夜間は不穏を理由にセレネース®の点滴が施行されていた.

▶ アセスメント

認知機能の程度と生活への影響

　　C氏は言語的なコミュニケーション力が低下しており，何か言いたそうだが言葉が出てこず，もどかしさや腹立たしさがあるように見えた．そして，C氏は自分が今どこにいるのかもわからないなかで，見知らぬ人に囲まれ，恐怖を感じていると想像できた．看護師はどのように対応してよいかわからず，C氏への対応に困難を感じており，C氏の思いを汲み取ることが不足していた．生活リズムが整わず，C氏はできていたこともできなくなり，廃用性が進行，さらに，経口摂取量が低下し，体重減少が著しくみられた．セレネース®の点滴後は数時間眠ることはあっても，身体状態を改善させるだけの休息がとれている様子はなかった.

BPSDの特徴と経過

　　入院時より興奮，不眠があり，空を掴むような手の動きや独語，幻視もみられた．日に日に処置やケアのときの攻撃性や夜間の大声は増しており，24時間をとおして症状が出現していた．また，看護師が部屋に入るだけでつばを吐いたり，身を固

くしたりする様子もみられるようになっていた.

BPSDの原因・誘因としての苦痛

C氏のBPSDの要因として,痛みの緩和が十分図れていないこと,発熱や不眠,夜間のセレネース®の使用などによる倦怠感や頭重感,また押さえつけて処置をされることや身体拘束への恐怖や怒り,といった苦痛が考えられた.

▶ 対 応

苦痛を緩和する

薬物を使用して痛みの緩和を図り,処置時には必ず説明を行い,処置中も手を握って声かけを行うようにした.

活動と休息のバランスを考えてリハビリテーションや日々のケアを調整し,ベッドを窓際に移動して十分な光を取り入れた.夜間のセレネース®は中止し,精神科の受診と内服薬で睡眠がとれるように検討した.また,使い慣れた枕などを持参してもらって馴染みの環境をつくり,家族には状況を説明して面会や電話対応などで協力を得て,本人が家族とのつながりを感じられるように介入した.

医療者の対応を振り返る

C氏が人としての尊厳を保つためにはどうすればよいのかについて多職種で検討した.そして,C氏は伝え方を工夫すれば理解できる力があるためジェスチャーや視覚的な情報を用いる,真正面からゆっくりと話す,一度に多くのことを伝えない,などコミュニケーション方法を考えて日々のケアのなかで実践した.また,身体に触れるときに声をかける,ゆっくりと近づくなど医療者の存在が恐怖を与えないようにし,どのようなことであっても実施前には説明を行い,C氏の意思を確認することを統一した.

そのほか,必要な医療やケアであっても医療者の都合で行うのではなく,C氏の反応をみながら,タイミングをみてかかわるようにした.タイミングが合わない場合は,その日中にしなければならないことなのかを話し合うようにした.

心地よいケアを取り入れる

施設からC氏の嗜好を聞き,食べられるときに少量ずつ摂取できるようにした.できるだけC氏が自分で食べられるようなものや道具を工夫し,C氏のペースで食べられるようにした.また,温泉に行くことが趣味であったという情報から,日々のケアに足浴を取り入れた.そして,ベッド上で過ごすことが多く,自分で身体を

動かすことがなかったため，体位変換のときに背中や腰部をさすったり，安楽な姿勢を保てるように作業療法士とポジショニングを検討した．

C氏との会話のなかで，何を大切にしてきたのか，これまでの人生を教えてもらいながら，共に過ごす時間をもつことを多職種で意識づけた．

▶ 結 果

C氏の興奮，攻撃性はなくなり，医師と看護師の二人で処置を行えるようになった．また，食事量が増えてリハビリテーションが進むようになった．家族の面会のときは笑顔もみられ，看護師の訪室で怯えたり，ケアを拒否したりすることがなくなった．看護師はC氏の変化をみることで，BPSDの症状に目がいき，スムーズに処置をするためにどうすればよいかという医療者目線での思考となり，その要因を探れていなかったことに気づくことができた．

▶ まとめ

医療者の対応を振り返ることで，自分たちもBPSDの要因になっていたことに気づき，日々のケアのなかでできることがみえてきた事例であった．看護師だけで何とかしようとするのではなく，他職種に発信する力もBPSDの対応に求められる看護師の力であると考える．

BPSD事例③

：大声をあげる，暴言・暴力

◆ **患者**：D氏，77歳，女性．

◆ **現病歴**：発作性心房細動，胸水貯留．

◆ **既往歴**：大動脈弁狭窄症（大動脈弁置換術後），心不全，糖尿病．

◆ **家族構成**：夫と二人暮らし．

◆ **入院中の経過**：発作性心房細動，胸水貯留のため緊急入院となり，ICUにて集中治療ののち一般病棟に移る．病状の回復とともに発語が増えていったが，夜間，興奮が続いたため，眠前に抗精神病薬（リスペリドン）の内服が開始された．居室はナースステーションに近い4人部屋で，ベッドの位置はナースステーションから見守りができる場所である．夜間帯だけであった興奮が日中にもみられるようになり，大声で叫ぶ頻度が増していった．

夫はほぼ毎日面会に訪れており，夫との面会時間は大声をあげることなく穏やかに過ごしていた．夫は，D氏は2年前に大動脈弁狭窄症の手術をした後から覚えていないことが多くなったと話している．日中の大声は寂しさが原因と考え，周囲に人がいることで安心するのではないかと日中は車いすでナースステーション内で過ごし，散歩やデイルームで塗り絵をする時間を設けた．午前中は静かに過ごすが，午後から興奮する頻度が増していた．主治医の問いかけに対しても，すべて「あっち，あっち」と返答している．興奮を落ち着かせる目的で漢方薬（抑肝散）の内服が開始となった．抑肝散の服用が開始された後は一時的に興奮や易怒性が低下したが，同じ言葉を繰り返し，午後になると大声で叫ぶ行為は改善しなかった．特に夕方以降は「帰る，帰る」と唸るような大声で訴えるようになり，日増しに表情も険しくなっていった．

◆ **頭部MRI**：多発性脳梗塞，前頭葉・側頭葉の萎縮．

◆ **認知機能**：CDR3．

◆ **感覚機能**：難聴なし，視力障害なし．

◆ **ADL状況**：移乗介助，車いすで数時間の座位保持は可能．

◆ **介護保険**：要介護5．

▶ アセスメント

発語の意味を理解する

　認知症の診断は受けていなかったが，認知機能低下は著しく，長い文章の言葉の理解の障害，情報処理能力の低下により，言語的なコミュニケーション能力は単語レベルと推察された．同じ言葉を繰り返す症状は，広範囲に脳損傷を受けている場合や前頭葉障害の場合に出現しやすく，多発性脳梗塞と前頭葉・側頭葉の脳萎縮に伴う保続症状と捉えられた．

午前中は自発的な発語はほとんどなく，問いかけに反応するが静かに過ごしている．午後になると自ら「あっち，あっち」と訴えるようになり，夕方以降になると「帰る，帰る」と単語を繰り返していることは，現在保持している言語的コミュニケーション能力と考えられる．「あっち」「帰る」はD氏の要求，要望を伝えるための内容であったと考えられ，意味のない言葉ではなく，意味ある言葉として捉え，「あっち」「帰る」の言葉が意味するものを想像しながら考えることが必要である．家に帰りたいのか，部屋に戻りたいのか，その場を離れたいのかの詳細を確認することは難しいが，ナースステーションから離れたい言動と考えられた．

大声を出す時間帯や様子を把握する

午前中の発語はほとんどみられず，車いすで静かに過ごしている．午後2時頃から自発的な発語がみられ，夕方以降は「あっち」や「帰る」などの同様の発語を繰り返し，徐々に表情が険しくなり，唸り声に変化している．発語の出る時間や発語内容，大声や唸り声の時間帯は同じパターンで繰り返されていることが把握できた．午前中は刺激に耐えられているが，午後になると脳疲労も出現し，器械音が鳴り響いているナースステーションの物理的環境や，看護師や他職種の会話や動くスピードなどの人的環境が刺激となりストレスが蓄積していることが考えられた．ADLが低下し，自力では移動ができないD氏には，刺激によるストレスを自分で回避することができない．ストレスを回避するために午後になると発語により訴えはじめるが，解決されないために夕方以降に症状が増強していると捉えられた．

環境（物理的・人的）が本人に与える影響を把握する

ナースステーションは複数の看護師や医師，薬剤師，栄養士，リハビリ職員など多くの職種が入れ替わり出入りする場所であり，騒々しい環境である．D氏はオーバーテーブルを前にして車いすで過ごしているが，絶えず人が動いており，頭上では大声での会話が交わされている．場所の見当識障害があるD氏は病院にいることを理解できていない．重度の認知機能低下があり情報処理能力が低下しているD氏にとって，目まぐるしく変化している刺激を処理できないために脳疲労が助長し，ストレスになっていたものと考えられる．

D氏が訴えていても，看護師は「あっち」の発語の意味が理解できないため，意味のない言葉を繰り返していると捉えていた．また，長い文章で話しかけており，D氏の返答がないと会話をやめてしまっていた．看護師はD氏のコミュニケーション能力を把握しておらず，能力に合わせたコミュニケーションが実践できていないために，混乱を助長させていたと考えられた．

日常生活ケアの中でも，説明してもわからないと捉えていたため，説明することなく勢いよく上半身を起こしたり，車いすへの移乗動作を開始しており，何をされるのかを理解できないままスピードに翻弄されていることも，混乱を助長させる要

因になっているのではないかと考えた.

安心して過ごせる時間を把握する

夫との面会時間は声を出すこともなく,表情も穏やかに過ごしていた.面会中に時折「まぁー,まぁー」との発語が聞かれたが,何を示しているのかわからなかった.夫からの情報により,家で飼っていた犬に「まーちゃん」と名前をつけ,可愛がっていたことが把握できた.夫は面会時間に愛犬の様子を話していたため,愛犬を呼んでいることが把握できた.夫との面会時間や愛犬の存在が安心して過ごせる時間になると考えられた.

▶対 応

認知機能に応じたコミュニケーションをとる

話すときは単語2,3語程度の長さにし,通常の2倍程度の時間をかけて,ゆっくりと話しかけるようにした.話しかけた後は,反応をみながらケアを進めた.話すときはマスクをはずし,言葉とともに表情も見えるようにし,できるだけ笑顔で接するように心がけた.単語や単語にさえならない発語も本人の訴えとして理解するように努め,訴えの背景を想像しながら,対応するよう心がけた.1人で判断できない場合はチームメンバーで検討する時間を設け,言葉の意味を考えるようにした.

安心できる環境を整える

4人部屋から個室に移動し,日中も居室で車いすで過ごすようにした.居室でも廊下側が見えないように,廊下側を背にするように車いすの位置を工夫した.居室のドアも半分は閉めて,廊下やほかの居室からの刺激が最小限になるように工夫した.看護師も複数で訪室することをやめ,一人の看護師で対応するようにし,座ってできることは座って行い,急がずにゆっくりとかかわることにした.

疲労に配慮した生活リズムを確立する

自宅では音を小さくしてテレビを眺める習慣があり,午前中はテレビをつける時間を設けた.散歩や塗り絵,他者との交流を勧めてきたが,午後は無理に活動を勧めず,疲労の様子を把握していきながら,活動と休息する時間を調整した.

安心できる時間を確保する

夫との面会も居室で過ごすようにした．夫はほぼ毎日面会に訪れていたが，本人の疲労や不安が増強しやすい夕方から夕食の時間に面会してもらうように協力を依頼した．可愛がっていた愛犬に似ているぬいぐるみをベッド脇に置き，いつでも見ることができるようにオーバーテーブルの上やベッド周囲に写真を飾った．

▶ 結 果

居室で過ごすようになってから午後からの興奮した訴えや夕方の大声が消失し，日に日に穏やかな表情へと変化していった．2，3語程度の文章であれば内容を理解できることが把握できた．ケアを促してみると，「うん，うん，やる」と協力的な発語も認められるようになり，自分で行おうとする意欲も見られるように変化した．

看護師は短い文章で伝えることで，D氏が伝えた内容を理解し，返答できるだけのコミュニケーション能力を保持していることに気づくことができた．単語にならない発語にも何らかの要求，意味があったことを理解し，発語の意味を理解しようと変化していった．居室で過ごすようにした前後の言動の変化を目の当たりにし，刺激が与える影響を考えながらケアを実践するようになった．

▶ まとめ

認知症高齢者の場合，寂しさや不安を感じやすいために，周囲に人がいることで安心感が得られると考え，ナースステーションで過ごすことを選択してしまう場合が少なくない．医療従事者にとっては当たり前の空間であっても，認知症高齢者にとっては特殊な環境といえる．認知機能が低下しているために，些細な刺激がストレスとなり，常に緊張しながら過ごすことで容易に疲労の蓄積を認める．疾患や老化に伴う身体機能の低下や認知症に伴うコミュニケーション能力の喪失により，ストレスを自力で回避することが困難になる．本人の様子や些細な変化を医療従事者が汲み取ることができないと，ストレスや苦痛が増強し，大声をあげたり，暴言や暴力などのBPSDを誘発する．病院は治療の場であると同時に生活の場であり，生活環境としての物理的環境や人的環境が認知症高齢者に与える影響を考えながら，安心して治療が受けられる療養環境を整えていくことが大切である．

引用・参考文献
1）服部秀幸編：BPSD初期対応ガイドライン，ライフ・サイエンス，2012，p.39-42.
2）中島紀恵子編：新版　認知症の人々の看護，医歯薬出版，2013.
3）山口晴保編著：認知症の正しい理解と包括的医療・ケアのポイント，第2版，協同医書出版社，2013.

⑤ BPSD事例④

：徘徊，安静の拒否

- **患者**：E氏，80代後半，女性．要介護2，認知症高齢者の日常生活自立度判定基準Ⅱa.
- **既往歴**：胃がん，アルツハイマー型認知症，糖尿病（1年前よりインスリン導入）．
- **入院前の生活**：デイサービスと訪問介護を利用し，息子と2人暮らし．日中は一人で過ごしていた．補助具の必要はなく歩行できる．転倒の既往あり．自宅では食事摂取や排泄は自立．その場での簡単な会話はできるが，数分後には同じことを繰り返し聞く．3年前より近医にてアリセプト®5mgが処方されている．以前は外出時には必ず身なりに気を使い，婦人会の会長を務めるなど，活発な性格で近所づきあいを大切にしていた．
- **入院後の経過**：意識障害により自宅から緊急入院．入院後，点滴ルートを自己抜去，夜間に大声で叫ぶ，昼夜逆転などのせん妄症状が出現．電解質と血糖値の補正で意識レベルは改善した．血糖コントロールがつかずに入院が長引いており，1日に何度もかばんをもって廊下を歩き回るようになった．本人に理由を聞くと「私の勝手」「家に帰る」と返答した．病棟から出ていくことがあったため，部屋の前にセンサーマットが設置された．
  E氏が部屋から出ようとするたびに看護師が近づいて「どこに行くのですか」「どうしたのですか」と聞き，部屋に戻るように促していた．しだいにE氏は常に険しい顔になり，「ついてこないで．家に帰るのだから，放っておいて」と大きな声で怒ったり，看護師の手を振り払おうとしたりする行動がみられるようになった．落ち着きなく動き回っている様子に加えて，攻撃性が出現しており，夕食後にリスパダール®1mgが処方されていた．

▶ アセスメント

認知機能の程度と生活への影響について

E氏は，短期記憶障害のため，入院していることを何度説明しても「息子は何時にくるのか」など同じことを繰り返し聞いていた．病院であることはわかっているようであったが，入院目的については理解していなかった．入院前も何度か自宅に戻れなくなり警察に保護されたことがあったようだが，入院中も夜間に何度か間違えて他の患者の部屋に入ることがあった．

E氏は，記憶障害や見当識障害など認知機能障害が進行しており，急に環境が変化したことで状況判断ができずに混乱をきたしていた．また，息子の面会がなく，頼れる存在がいないことで，不安や緊張が高まっていると考えられた．

BPSD の特徴と経過について

夕食前は部屋を出入りする頻度が高かった．その時間帯は看護師の勤務交代が行われる頃であり，病棟内がざわついている．E氏の部屋はナースステーション前であるため，その刺激が誘因となっていると考えられた．また，E氏は胃切除の既往があって1回の食事量が少ないため，間食を摂取する習慣があり，夕食前は空腹を感じていることも考えられた．

また，表情が険しくなって攻撃性がみられ始めたのはセンサーマットを設置した頃からであり，安全対策のセンサーマットや看護師の対応によりBPSDの症状が悪化していると考えられた．また，E氏の性格や生き方から，他者と交流したいというニーズの現れとも捉えられた．

身体的不調

息子に確認しても入院前の排便リズムは不明であったが，下剤を使用する習慣はなかった．しかし，入院後は2～3日以上排便がない場合，刺激性下剤を使用していた．記録上，刺激性下剤の内服とE氏のBPSDの出現・悪化に関連が見いだせなかったが，下剤による腹部の違和感を抱いている可能性もあった．

心理的な苦痛

E氏の部屋はナースステーションの前にあり，常時看護師の話し声，モニタなどの機械音が部屋の中まで聞こえていることはストレスとなっている．また，看護師によって強制的に部屋に戻されることが繰り返されることで，E氏にとっては自由がなく不満が高まっていたとも推測できる．そして，入院している理由がわからないE氏にとっては，病院のペースで過ごさなければならないことにストレスを感じ，看護師の行為が理不尽だと思っていたのかもしれない．看護師側も落ち着きのないE氏の見守りに手が取られるストレスから，「転んだら家に帰れませんよ」「じっとしていてください」と声かけにとげとげしさがあり，その関係性もBPSDの要因となっていたと考えられる．また，E氏は自立心の高い女性であり，入院中は，自宅でできていたことでも看護師の手を借りなければならないことが増え，心理的な苦痛が大きいと考えられた．

薬物治療

リスパダール®は明らかな効果がみられておらず，転倒の既往があるE氏にとってはリスクのほうが大きいと考えられた．

▶ 対 応

BPSDの原因・誘因をアセスメントし，多職種でかかわり方を統一する

　リハビリテーション専門職と共に歩行の安定性や環境調整について検討した．E氏は転倒の既往，ふらつきがあるため転倒のリスクは高く，リスパダール®は中止した．また，センサーマットをはずすことに関しては，帰宅欲求が強いときは病棟外に出る可能性もあり，頻度が増える夕方は人手が不足しているため，意見がまとまらなかった．そこで，そもそもセンサーマットを設置する目的は，E氏の行動を制限するためではなく，E氏の動きを見守るためであることを共有し，対応を見直した．E氏は部屋から出たからといって，毎回病棟外に出ることはないため，部屋から出てきてもしばらくは声をかけずに見守る，声をかけるときでもまず「Eさん」と先に名前を呼び，E氏の反応をみることにした．日々の看護師自身の態度や声かけをE氏の視点で振り返り，勤務者全員でE氏の対応をするようにした．

　また，BPSDの症状が悪化する夕方にリハビリを行い，その前に息子に用意してもらった好物のおやつを取り入れた．同時に，服装を褒める，婦人会の会長だったときのことを聞く，息子に電話する，コーヒーを飲むといったような，E氏の笑顔を引き出せたことを多職種で共有して，日々のケアをとおして意図的に実践した．

　さらに，漫然と刺激性下剤を使用するのではなく，E氏の排便周期を把握して下剤の調整を行った．

入院前の生活リズムに近づけ，E氏の強みをいかす環境を整える

　デイサービスでの過ごし方について施設から情報を得て，リハビリの内容を検討し，短時間を2回に分けて集団で行えるようにした．また，自宅から化粧水やくし，鏡，衣服などを持ってきてもらい，整容のセルフケアができる環境を整えた．

　入浴や食事については，「用意ができましたが，どうですか？」と，E氏の意思を確認できる声かけに統一した．また，帰宅欲求に対しては，入院の必要性を説明し理解を促すのではなく，E氏の思いを受け止め，共感的な態度が必要であることを共有した．

▶ 結 果

　E氏は，部屋から出て廊下を歩き回ることはあったが，頻度が少なくなり，険しい表情がみられなくなった．また，看護師に「お世話になっています」と自分から声をかけたり，リハビリ室で他の患者と笑顔で話したりするなど社交性のあるE氏の姿が垣間みられるようになった．看護師はE氏の変化をきっかけに，認知症の人へ接する際の姿勢や安全対策について見直す必要性を認識できた．

▶ まとめ

　入院前の生活やこれまでの生き方を知ることで，今行っているケアを見直し，どのようにかかわることがE氏の満足に繋がるのかを考えることができた事例であった．気持ちに寄り添い，共感的態度でコミュニケーションをとることは，BPSDへの対応においてもケアの基本となる．

6 せん妄事例

事例紹介

- ◆ **患者**：F氏，80歳代，女性.
- ◆ **主訴**：発熱.
- ◆ **現病歴**：有料老人ホームに入所している．2日前より38℃台の発熱を認め，食事が困難となったため近医を受診した．胸部X線所見で肺炎が疑われ，18時に救急外来に紹介受診，誤嚥性肺炎疑いで緊急入院となった.
- ◆ **バイタルサイン**：血圧113/74mmHg，脈拍85回/分，SpO_2 90-92%（room air），体温37.8℃，JSC I-2.
- ◆ **入院時の血液所見**：WBC 16,600/μL，CRP 23.0mg/dL，BUN 24mg/dL，CRN 0.63mg/dL，GFR 64.5mL/min/1.73m^2，AST 20IU/L，ALT 15IU/L，TP 5.7g/dL，ALB 2.2g/dL，T-Bil 0.55mg/dL，Na 138mEq/L，K 4.0mEq/L，Cl 103mEq/L，Ca 8.7mg/dL.
- ◆ **既往歴**：高血圧，認知症，坐骨神経痛，脊椎圧迫骨折，両側大腿骨頭置換術後.
- ◆ **内服薬**：アムロジピン® 2.5mg，フロセミド® 20mg，アリセプト® 5mg，リリカ® 50mg分2，トラムセット®4錠分2，カロナール® 200mg 1錠夕，デパス® 0.5mg，リーゼ® 5mg，ソラナックス® 0.4mg，ベンザリン® 5mg.
- ◆ **家族歴**：夫（1か月前に他界），長女（遠方），姪（付き添いで来院）.
- ◆ **生活歴**：要介護2，認知症高齢者の日常生活自立度Ⅱ.
- ◆ **ADL**：つたい歩き，食事・排泄・更衣はセッティングで自立.
- ◆ **入院後指示**：①絶飲食（内服時水分可），点滴（1,500mL/日），抗菌剤治療開始
  - ②膀胱留置カテーテル留置
  - ③持参薬：アムロジピン®，フロセミド®のみ続行　その他一旦中止
  - ④不穏時指示：セレネース® 0.5A（2.5mg）＋生食50mL
  - ⑤発熱時指示：カロナール® 200mg

▶ 入院時のせん妄リスクアセスメント（予防期）

場面1

1．状況

　訪室すると，閉眼し眉間にしわを寄せて，足をバタバタさせている．布団や病衣は乱れている．声かけでうっすら開眼し，視線は合うがすぐに逸らし，遠くのほうをぼんやり見つめている．声をかけると，数秒おいてから「しんどい」と弱々しく語り，すぐに閉眼した.

2．アセスメントとケア

　刺激により覚醒するがぼんやりとしており返答スピードが遅いことから意識障害があること，服装や布団の乱れや視線の維持ができないことから注意障害を伴っている状態と判断した．せん妄を疑い，表1のとおり3因子をリスク評価した．すべての因子に該当項目があり，せん妄ハイリスク群であった．現症は意識障害と注意障害が主症状のごく軽いせん妄状態であるが，元来の脳の脆弱性に加え，リスク因子が複数重なっていることから，今後せん妄が重症化するリスクが高いと推測された．特に睡眠に関しては，1か月以上の不眠に加え，軽いせん妄状態での夜間覚醒は，見当識が整わず，容易に混乱を招くことが推測でき，十分な睡眠を得ることが必要であった．

　そのため直接因子への対応は，〔Plan（以下，P）①〕肺炎の治療，脱水の補正が確実に実施できるよう管理し，〔P②〕せん妄を助長させる可能性のあるベンゾジアゼピン系薬剤に代わり眠前にセレネース®2.5mg＋生食50mLが処方され，せん妄の重症化予防と睡眠への効果が期待された．

　誘発因子への対策は，〔P③〕発熱への早期対応で体力消耗を最小限にし，〔P④〕安楽な体位と酸素管理，酸素マスク着用に伴う口渇が苦痛とならないよう口腔ケアを頻回に実施した．また，〔P⑤〕慢性疼痛にオピオイド（トラムセット）が使用されているが，効果は不十分であり日中の傾眠や便秘も招くため，カロナール®単剤（2,400mg分3）に変更となり，表情，行動も含めて疼痛評価していくこととした．そして，施設職員より「夫の死後，ほとんど眠れていない．思い出してはよく涙し，食欲もなかった」との情報があり，睡眠障害や食事摂取不足には心理的影響が強いことが推測された．その喪失体験は，せん妄を容易に誘発する因子になりえること，長引くことで活動性，睡眠，食事に影響することが懸念された．そのため，

表1　F氏のせん妄のリスク評価

準備因子	☑70歳以上　☑認知症　☐脳器質性障害の既往 ☐せん妄既往
直接因子	☐脳機能への直接障害（脳卒中，外傷，脳転移，がん性髄膜炎） ☐手術（特に侵襲の高い手術） ☑電解質異常（脱水，高Ca血症，低Na血症） ☐代謝性障害（低血糖，肝性脳症，ビタミンB群欠乏） ☐内分泌疾患（甲状腺機能低下症，副甲状腺機能異常，副腎不全，下垂体機能低下） ☑感染症（呼吸器系，尿路感染症） ☑循環障害（貧血，低酸素血症，心不全） ☑薬剤（ベンゾジアゼピン系薬剤：抗不安薬，睡眠導入薬，オピオイド，ステロイド，抗コリン薬，抗ヒスタミン薬など） ☐アルコール多飲（毎日，日本酒換算で2合/日以上）
誘発因子	☑コントロールされていない身体症状：疼痛，呼吸困難，排尿障害，便秘，発熱，倦怠感，掻痒感 ☑睡眠リズム障害　☐睡眠を妨げる夜間の処置 ☐感覚障害：視覚障害，聴覚障害　☐身体拘束 ☐安静・強制的な臥床　☑絶食　☑緊急入院　☑多数のルート類

〔P⑥〕亡き夫を想い，悲しみや落胆する心情を安心して表出できるよう配慮してかかわるとともに，その感情が生活活動に及ぼす影響を観察していくこととした．

▶ 発症期のケア

場面2

1．状況

　　入院当日の21時頃，身体を右に向けたり左に向けたりと安静が保てず，酸素マスクや点滴を気にしてずっと触っている．看護師がその場から離れると，興奮し「だれか助けて．こんなもの(酸素カニューレ)付けて私を殺す気でしょ」と叫んでいる．訪室すると，酸素マスクをはずし，点滴ルートを抜いていた．「こんな邪魔なものを勝手に付けて！」と怒り，看護師が「息苦しくないですか」と問うが，視線をキョロキョロさせながら，「トイレに行くのだからどいてちょうだい」と看護師を強く払いのけた．

2．アセスメントとケア

　入院時に比べて明らかに焦燥性興奮がみられ，せん妄を疑った（ICDSC 7点）（第2章-6参照）．F氏に該当する症状は表2のとおりである．身体に触れると熱感があり，体温38.9℃，SpO$_2$ 94％（room air），呼吸数30回/分であった．せん妄の主因は発熱で，疼痛や呼吸困難感，尿意もせん妄を助長する要因と考えられた．

　興奮するとさらに身体負荷が加わるおそれがあったため，「お手伝いしますね．ゆっくり大きく息ができますか」とさりげなく声をかけ，呼吸が整ったタイミングで，バルーン留置のまま便器に誘導した．「あー落ち着いたわ」と安堵の表情となったため，鎮痛も兼ねてカロナール® 600mgを投与した．解熱後は会話が成り立つ

表2　場面2におけるICDSC項目の評価

症状	具体的な症状
1．意識レベルの変化	・焦燥感が強く，落ち着かない ・目がギラギラしていてやや過覚醒
2．注意力欠如 （注意障害）	・視線が合わずに，キョロキョロしている ・質問と違う答えが返ってくる ・酸素マスクや点滴を気にしてずっと触っている
3．失見当識	・評価困難
4．妄想・幻覚・精神障害	・被害妄想
5．精神運動興奮あるいは制止	・ライン類の自己抜去，焦燥性興奮
6．不適切な会話・情緒	・焦燥
7．睡眠／覚醒サイクルの障害	・夜間覚醒
8．症状の変動	・症状の日内変動がある

ようになり，点滴の必要性も理解し，眠前のセレネース®を投与した．訪室のたびに酸素マスクがはずれていたが，静かに目を閉じて入眠していた．

場面3

1．状況

　翌朝6時頃訪室すると，覚醒しており身体を起こそうとしていた．声をかけるとこちらを向き，落ち着かない様子で「起こしてちょうだい」「もう帰らせてもらいます」と息を切らし何度も下肢をさすりながら身体を起こそうとしている．看護師が痛みのことを尋ねても，会話がかみ合わない．口腔内には唾液が泡状に貯留しており，両上肢に筋固縮を認めた．また，腰，左殿部〜大腿骨頸部に疼痛あり，昨日より強く訴えていた．

2．アセスメントとケア

　興奮の程度はやや治まっているが，意識障害や注意障害が持続していた（ICDSC 5点）．覚醒時の「落ち着かない様子で何度も起きようとする」「帰らせて」という言動の評価は，場所の見当識障害により"どこにいるかわからない"といった混乱に起因しており，帰りたいほど不安を強く感じているが動けず焦っている状況であると推測された．また薬剤の評価は，夜間興奮が再燃することなく睡眠できたが，意識障害は残存しており，錐体外路症状を認めた．

　そのためケアは，まだせん妄発症期であるため，初期計画は継続し，〔P⑦〕会話やかかわりで混乱を助長させないよう，優しい口調で困りごとに焦点を当てた会話を心がけ，会話の中に場所，日付，時間をさりげなく入れたコミュニケーション方法を意識し，失見当による混乱を最小限にするようかかわった．また，もともとつたい歩きであったが，朝方「下肢をさすって起きられない」ことがあり，朝方に疼痛が増強していることが考えられた．そのため，いずれ排尿や洗面などで早朝の活動量が上がることを見越して，〔P⑤〕22時以降の眠前に鎮痛薬を追加し，夜間から早朝にかけての睡眠や早朝の活動への影響を評価することとした．さらに，睡眠覚醒リズムの調整として，まず〔P⑧〕注意障害がなく疼痛緩和が図れている時間帯から離床を開始し，排尿の自立を支援する，〔P⑨〕愛用の美容液で整容する，思い出の写真を見て話をするなど，自分らしさを意識できるケアを取り入れ，日中の活動を拡大していった．抗精神病薬は〔P②〕セロクエル® 50mg（夕食後）に変更となり，睡眠，鎮痛，注意障害の程度，副作用を併せて評価することとした．

▶ 結果（回復期のケア）

場面4

1．状況

　　入院4日目，「足は痛いのよ．でもまあまあ眠れたわよ．今から頭を洗ってくださるって．嬉しい」と笑顔で話したかと思うと，「ああ，悲しい．なんで死んだんやろ．泣いたらあかんのに」と，急に夫のことを思い出し涙した．入院2日目より発熱なく，炎症値改善，酸素吸入せず酸素化良好である．

2．アセスメントとケア

　直接因子の改善（肺炎，脱水）と同時に，誘発因子であった疼痛や睡眠もコントロール良好となった．意識清明で注意障害はなく，会話が正常に成立するようになり（ICDSC 2点），せん妄の改善徴候がうかがえた．そのため，〔P ②〕抗精神病薬は減量，〔P ⑧〕鎮痛効果を待って活動を開始することで，入院前の室内つたい歩きで生活できるようになった．また，夫との思い出を語るなかで，夫の存在は，長年支えることができたという"妻としての誇り"であり，"心の支え""生きるエネルギー"であることが推測された．そのため，〔P ⑥〕今感じている悲嘆感情を受け止めつつ，妻として支えてきた苦悩やがんばりを会話に取り入れ，誇りを思い出し回復のエネルギーに転換できるよう支援した．これらのケアをとおして，せん妄の離脱を図ることができ，数日後，元の施設に退院することができた．

　入院時の軽いせん妄の時点で徴候を捉えることができたため，早期にせん妄因子に沿った看護ケアと内服薬の調整などが開始できた．入院直後，せん妄は発症したものの遷延化せず，最小限に抑えることができた．認知症高齢者のケアにおいては，身体や認知機能の回復をタイムリーに捉え，その人らしさやもてる力を発揮できるかかわりを常に模索し，提供していくことが大切である．

7　身体拘束事例

事例紹介

◆ **患者**：G氏，80代，男性．

◆ **診断名**：両側性肺炎，慢性閉塞性肺疾患（chronic obstructive pulmonary disease；COPD），心不全．

◆ **既往歴**：アルツハイマー型認知症（CDR 2），円背あり，難聴（補聴器使用）．

◆ **生活歴**：若い頃は設計士をしており，鉄道で全国をまわるのが趣味だった．5年前よりグループホームに入所．歩行器を使用し歩行は自立し，食事は総義歯で普通食を食べていた．尿漏れや排便で手と衣服を汚してしまうため職員がトイレへの誘導と見守りをしていた．日中は居間でテレビを観て穏やかに過ごしていた．キーパーソンの一人息子は単身赴任で，息子の嫁が週に1回程度面会していた．

◆ **入院までの経過**：夕食の肉じゃがをのどに詰まらせ救急搬送となった．窒息は免れたが CO_2 ナルコーシスを認めた．家族は治療を受けてグループホームに戻したいと希望し，本人にとって侵襲の少ない非侵襲的陽圧換気療法（noninvasive positive pressure ventilation；NPPV）を行うこととなった．

◆ **入院後の経過**：NPPVに加え，中心静脈カテーテル（central venous catheter；CVC），尿道カテーテルの留置，SpO_2 と心電図のモニタリングが開始となった．G氏はベッドの周囲にあるものを触ろうとし，頻回にマスクをはずし SpO_2 が80%台に低下した．看護師はその都度マスクをはずさないよう説明したが，G氏は補聴器や眼鏡，義歯がない状態でコミュニケーションは困難で，大声で話すため SpO_2 はさらに低下した．家族には治療や安静に協力が得られない状況であることを説明し身体拘束の同意を得て，そばを離れるときはマスクに手が届かないようにリムホルダーを装着した．口腔ケアや吸痰を拒否するため看護師2人がかりで実施した．髭剃りや補聴器を装着しようとするとG氏は，「それではだめだ！」と大声で拒否し，他動的に身体を動かされることを嫌がりベッド上での生活が続いた．

▶ アセスメント

身体拘束がG氏に及ぼす影響

　G氏はNPPVでの補助換気を行わなければ CO_2 が蓄積し呼吸停止に至る危険性が高かった．代替策を検討したうえで，拘束をしてでも原疾患の治療を優先する必要があると判断され，短期間で確実な治療を提供することを目標とし拘束が開始された．

　認知症の人は障害により進行性にストレス域を下げていると言われる．ストレス対処力が低下しているG氏にとって拘束はさらに免疫力や治癒力を低下させ回復

に影響を及ぼす．そして安全に治療を行うことを目的とした拘束がせん妄や BPSD の出現につながる．医療者は両手を縛られている G 氏自身が体験している苦痛を感じ取り，G 氏にとってより安楽な方法を多職種で検討し提供していく必要がある． G 氏の苦痛が軽減できないなら，鎮静薬で意識を下げて厳密な呼吸管理を行うことも選択肢の一つとしてあげられるだろう．

G 氏にとっての安楽な呼吸ケアを考える

　G 氏は COPD に加え，もともと円背で肺のコンプライアンスが不良であった．さらに拘束による上肢の活動制限が筋の萎縮を招き呼吸機能の低下につながっていると考える．NPPV の早期離脱を目標に換気不全の改善と気道浄化を図るが，中等度の認知症である G 氏は治療やケアの理解が不十分で，G 氏にとって口腔ケアや吸痰は苦痛で陰性感情が残ってしまい，それがさらにケアの拒否につながっている． G 氏がケア後にすっきりした，楽になったなどプラスの感情が残るよう丁寧に日々のケアを実践する必要がある．

身体拘束によって阻害されているセルフケア能力を見極める

　もともと歩行器を用いて歩行していた G 氏であるが，看護師は入院時よりコミュニケーションがとれず臥床した状態の患者を見ると，まるで何もできない人のように思って対応しがちである．拘束がセルフケアを阻害していることを踏まえ，入院前の G 氏のセルフケア能力を把握し本人が本来の力を発揮できるようなケアと環境を提供していくことが重要である．

▶ 対 応

身体拘束によるストレスを最小限にする

　拘束を必要とする治療期間は，常に G 氏の状況を観察し拘束を解除する時間の確保や，より負担の少ない方法を多職種で検討した．バイタルサイン測定，ケア，体位変換で訪室するとき以外にも，そばで記録しながら見守ったり，家族の面会時も協力を求め拘束をはずす時間の確保に努めた．リムホルダーで皮膚損傷を起こさないよう手首をフィルム剤で保護し観察を行い，ミトン使用時は看護補助員がミトンケアを計画し手浴や指の運動を行った．尿道留置カテーテルや CVC は本人の手が届かないよう整理し早期に抜去できないか医師と検討した．再度拘束するときは，「申し訳ありません……．またはずしに来ます」と約束することで，G 氏は興奮することが少なくなった．

日々のケアをG氏のペースで丁寧に行う

G氏の口腔内は陽圧換気による乾燥と口腔ケアの刺激で出血を認め，軟口蓋には分泌物の固着がみられた．毎日歯科衛生士と一緒にマッサージを行ってからアズレン軟膏と保湿剤を使ってケアを行い口腔内保湿に努めた．入院時は痰が硬く吸痰に時間がかかりG氏に苦痛を与えたが，口腔内が潤うと促すことで咳も可能となった．吸痰時は体位ドレナージやスクイージングを行い，チューブを見せながら吸痰を行うことを伝え，拘束をはずしてG氏の手を握りながら実施した．ベッドを挙上している間は本人の好きなテレビを観てもらった．NPPV離脱後は，G氏と1日のスケジュールを立案し，笛を使っての呼吸練習や体操を組み込み実施した．いったんは拒否することもあったが，G氏の鉄道で全国各地を巡った話に耳を傾けることで表情が良くなり，ケアに応じてくれた．

G氏が自分らしさを発揮できるようなかかわりと環境整備

G氏は補聴器の装着や髭剃りの方法にこだわりをもち，看護師には任せなかった．NPPVから離脱したその日，G氏に補聴器と眼鏡，義歯，腕時計を渡すと自分で装着し，看護師の誘いで自らリモコンを操作してテレビを観て，新聞を買ってくるよう要望を伝えることができた．看護師はG氏が主体性をもって能力を発揮できるよう，腕時計や手帳，新聞を常にそばに置き，補聴器の片づけはG氏自身に行ってもらった．またベッドから車いすに移乗できるよう昇降する場所に靴と車いすを設置し，G氏が起き上がるときは体動コールの作動で看護師が駆けつけて酸素チューブやライン類が引っ張られないか安全を確認した．G氏は車いすに移乗し「（グループホームの）自分の部屋に帰る」と自走し，看護師は一緒に廊下を回ることを繰り返した．G氏と一緒にベッドを壁に寄せ，テレビ台の位置を整えると，「これで広くなった」と満足した様子で，自分の部屋を探す行動は3日間でなくなった．

▶ まとめ

以下に筆者がG氏の事例から学んだ身体拘束時のケアのポイントを示す．

- 患者の生命にかかわり安全が確保できない場合は拘束をせざるを得ない場合がある．それにより患者は人として脅かされている苦痛の体験を強いられることになる．かかわる看護師は目の前で拘束されている患者の苦痛を感じとろうとする姿勢をもち続けなければならない．
- 拘束が漫然と行われることがないよう，多職種で終了時点の目標を設定し，拘束時間の短縮とストレスの軽減を図るケアを計画・実施する．
- 患者が拘束や治療で感じている苦痛のなかにも「安楽」を感じられるよう，日々のケアを患者のペースで丁寧に行う．
- 患者がどのような力をもっているのか情報収集と観察を行い，拘束中であっても

患者のもっている力を引き出しケアに活かす.

引用・参考文献
1）高山成子・他：認知症の人の生活行動を支える看護，エビデンスに基づいた看護プロトコル，医歯薬出版，2014.
2）中島紀恵子・他：新版 認知症の人々の看護，医歯薬出版，2013.
3）鈴木みずえ：急性期病院で治療を受ける認知症高齢者のケア，日本看護協会出版会，2013.
4）正木治恵：老年看護学，改訂版，放送大学教育振興会，2009.

退院困難事例①

◆ **患者**：H氏，82歳，女性．

◆ **入院前の生活**：自営業の店舗兼自宅に軽度認知症の夫（84歳）と2人暮らし．長男夫婦が数年前に後を継ぎ，隣町から通勤している．H氏，夫とも軽い物忘れはあったが，長男夫婦の援助もあり日常生活に支障はなく，簡単な家事や仕事の手伝いをして過ごしていた．次男家族は遠方で暮らしており，両親のことは兄にまかせている．

◆ **現症の経過**：一過性心房細動で内服治療中，意識障害で救急搬送となる．左中大脳動脈領域の心原性脳塞栓症と診断され，右不全麻痺，失行，運動性失語，感覚性失語を認めた．抗凝固療法，運動・作業・言語リハビリテーションを行い，3週間後には歩行は軽度の跛行がみられる程度，上肢は箸を使える状態に改善した．排泄動作も可能となるが，食事や清潔行動などの日課は指示や促しがないと行えない状態であった．言語理解や言語表出については，徐々に改善がみられ簡単な会話は可能だが，複雑な内容になると意思疎通が図れずに興奮することがあった．

夫は毎日H氏の面会に通っていた．突然「かわいそう」と家に連れて帰ろうとする，自宅では仕事場に出て仕事をしようとする，それらの行動を注意すると興奮するなど，周囲を困惑させる行動が目立つようになった．H氏はこのような夫の行動に不安や恐怖を抱いていた．キーパーソンである長男夫婦は，父親の異常な行動にどうしてよいか困り，母親の退院をどう考えてよいかわからないという状況であった．

▶ アセスメント

H氏の思いを確認する

　退院支援を行う際に最も重要なことは，本人の意向を尊重することである．認知症により意思疎通が図れない場合でも，これまでの生き方や考え方を家族など身近な人に確認して，「○○ならこうするだろう」という思いを尊重しながら重要な決定を行っていくことが求められる．

　H氏は失語症があり，複雑な言葉は理解できず，理解ができても言語表出が困難であった．しかし，簡単な質問には「はい」「いいえ」で答えることはできていた．また，困ったときには看護師に一生懸命に伝えようとする行動がみられた．

H氏の生活機能を評価する

　高齢者の場合，入院前の生活機能を把握し，病気や入院の影響，老化の影響や，

どの機能がどの程度の回復を見込めるかの見極めが重要である.

　具体的には，歩行や移動，食事，更衣，入浴，排泄，整容などの基本的日常生活動作（basic activity of daily living；BADL），交通機関の利用や電話の応対，買物，食事の支度，家事，洗濯，服薬管理，金銭管理など手段的日常生活動作（instrumental ADL；IADL），状況に対応する能力について評価する.

　H氏の入院前のBADLはほぼ自立していた．IADLでは介助を要することが多かった．今回の発症により一時的にBADLは低下したが，入院前の状態までに改善を認めている．しかし，入院前から認めている記憶障害に加え，失語症による言語の表出・理解が困難なこと，状況の理解が乏しいことによる判断力の低下を認めた．新しい状況に対応する能力は乏しく，特に夫の行動変化にはどう対応してよいかわからず，泣き出してしまうことがあり，だれかの支援がなければ混乱してしまうことが予測された.

家族の関係性と力

　家族の一人が病気になり入院することで，それまで保たれていた家族間のバランスが崩れ，家族機能は低下してしまう．家族員の役割，力関係，影響力，価値観，信念など，家族機能をアセスメントし，家族機能を高めるはたらきかけが必要である.

　H氏は2人の子どもを育てあげ，夫が立ち上げた会社を支えてきた．会社の実権は長男夫婦に譲ったものの影響力はもっていた．H氏の夫は軽度の認知症を有しながらも，家族のサポートを受け，簡単な仕事をすることで役割を果たし，充実した日々を送っていた．H氏の入院によりサポートが受けられなくなった夫は，仕事場で長男夫婦に怒鳴るなど家業に支障をきたす行動がみられた.

▶ 対応と結果

危機的状態にある家族の生活基盤の安定に向けた支援

　父親の精神症状の出現にキーパーソンである長男夫婦が対応できず，長男夫婦の生活自体が脅かされている状況であることが推察された．そこで，長男夫婦が面会に来た機会を利用し面談を行った．家族の思いや困りごとを話してもらい，家族に起こっている問題を整理して確認・共有した．そのうえで，問題解決に際し家族ができること，医療者が支援できることを提示していった.

　長男夫婦は，父親の精神症状に戸惑い，どうしてよいかわからない状況であった．そこで，父親の状況について，父親の行動は認知症の人に環境変化などのストレスが加わることで引き起こされるBPSDという症状であり，病気が原因であることを伝え，親子の関係が損なわれないように配慮した．そして，家族の対応で症状が改善しなければ医学的な治療が必要であることを伝えた．父親の症状は徐々に増強

していること，長男夫婦に対する被害妄想があり家族では対応できないことから，専門的な治療が必要と判断し，精神科を受診し入院することとなった．

生活の場の決定に関する支援

入院当初は家族も医療者もH氏の回復状況をみて自宅退院を考えていた．しかし，H氏の夫にBPSDが出現したことにより，自宅退院が困難な状況になった．

1．本人，家族の意向の確認

H氏は怒りや興奮などの精神症状を呈する夫を見て，不安に怯えていた．夫の状況を家族と共に説明し，夫との2人暮らしについての意向を確認したところ，「こわい」と困った表情で話した．

長男夫婦と面談を行い「両親は2人で1セット，これまでそうやって生きてきた．これからも，そんなふうにさせてやりたい」「これまでの親子関係から考えて同居は難しい」「店舗兼自宅という構造上，仕事に影響すると困る」など，退院についての思いや考えを確認した．

2．本人・家族にとって適切な生活の場の選択

本人・家族の意向を確認し，その情報を多職種で共有し，本人・家族にとって適切な生活の場について検討した．その結果，①本人・家族が安心して生活ができる，②高額であっても満足できる住環境である，③将来的に夫婦（部屋は別）で入所できる，という条件に見合う施設の候補を医療ソーシャルワーカー（MSW）が紹介することとなった．

3．家族機能を強化し新たな環境に適応できる力をつけるような支援

施設入所の場合，子どもは親に対して少なからず後ろめたい感情を抱く．親にしても，新しい施設の環境になじみ安心して暮らせるかという不安があり，施設入所に対するストレスは大きい．施設さえ決まれば看護師の支援は不要であると思いがちであるが，施設入所という大きなストレスを家族が共に乗り越えることで家族機能が強化される．家族だけでは行えない，第三者が介入することで可能となる家族機能の強化を意図してかかわり，そのことが新しい生活の場に適応する力になるよう支援していく必要がある．

H氏の場合，長男の嫁との施設見学を計画し，その後の反応を親子同時の空間とそれぞれに別の空間で確認した．そこで，それぞれの思いを代弁し，肯定的な受け止めができるようかかわった．その後，本人と家族のあいだで施設入所に関する会話が行われるようになった．

▶ まとめ

- ADL が自立していても対応能力が低下した軽度の認知症高齢者の場合，家族環境や支援体制を考慮した生活の場の選択が必要となる．
- 認知症高齢者が新しい生活の場に適応していくには家族のかかわりが必要となるため，家族の問題をタイムリーに察知し，家族の力を高めるはたらきかけが重要となる．

引用・参考文献
1）森山美知子：ファミリーナーシングプラクティス；家族看護の理論と実践，第 2 版，医学書院，2002.
2）松下正明：チームで行う退院支援；入院から在宅までの医療・ケア連携ガイド，中央法規出版，2010.
3）中島紀恵子：新版　認知症の人々の看護，医歯薬出版，2013.

9 退院困難事例②

事例紹介

- ◆**患者**：I 氏，70 代後半，女性，要介護 3，生活保護受給中．
- ◆**自立度**：認知症高齢者の自立度 Ⅲ，CDR 2〜3．
- ◆**家族状況**：内縁の夫（軽度認知症あり）と 2 人暮らし，遠方に弟がいるが音信不通状態．
- ◆**病名**：COPD，慢性心不全，甲状腺機能低下症．
- ◆**治療**：内服，在宅酸素療法（HOT）0.5L/ 分．
- ◆**入院までの経過**：70 歳頃から狭心症，心不全，肺気腫で外来通院していた．3 年前より肺気腫の進行や内服治療・HOT の管理不足のため，CO_2 ナルコーシスで入院することが多くなった．認知症の進行もあり，転倒・骨折，手術するなど入退院を繰り返していた．自宅では，車いすやベッドなどの福祉用具の利用をしていたが，訪問サービスや通所サービスは利用していなかった．前回退院時に治療や生活管理ができる病院へ転院したが，ベッドが 4 点柵であったこと，着替えのときに男性職員が対応したことなどから，「入院したくない」と制止不能な状態となり自己退院した．その後すぐに退院調整するために，当院へ再入院した．
- ◆**自宅退院を困難にする要因**：①治療の自己管理が困難
  　　　　　　　　　　　　　　②サービスの受け入れが困難
  　　　　　　　　　　　　　　③本人の希望と医師の方針の相違

▶ 退院支援の実際

　　前回までの退院調整は，MSW が担当していたが，自宅退院を困難にする要因に倫理的な問題もあり，筆者も共同で担当することになり，病棟看護師とともに支援していった．

I 氏の希望を支えるための支援

　　I 氏は，夫と自宅で生活することを希望していた．そのため，夫の気持ちを聞き，支援の方向性を検討し，ADL の改善と継続可能な治療方法とその支援方法について，I 氏と夫，そしてケアマネジャーと相談をしていった．

1．日内リズムを整え ADL を維持できるようにチームで支援する

　　I 氏の意向を尊重した生活ができるように，またせん妄や BPSD を予防する目的もあり，ベッドの配置や柵などを I 氏と相談して決定した．そして，病棟カンファレンスなどで話し合いを重ねた結果，車いすへの移乗は見守り，移動は自走可能で

あり，時々尿失禁はあったが，ポータブルトイレでの排泄は自立できるようになった．労作時のSpO_2は70〜80％まで低下するが，呼吸困難の訴えはなかった．日中は，テレビを観たり，デイルームで他の患者と話をしたりして過ごせるようチームでかかわった．以前から内服している睡眠薬2剤によって夜間は入眠できていた．ADLは入院前と同程度に維持され，日内リズムも整い，車椅子での生活が中心であったが，Ｉ氏なりの自立した生活を送れるようになった．

2．継続可能な治療方法の検討・変更

治療の自己管理が可能となるように，医師とＩ氏とで相談し，内服薬はすべて朝1回にまとめ（一部減量はやむをえない），配薬カレンダーを利用することにした．しかし，日時や曜日がまったくわからず，カレンダーでの自己管理は困難と判断し，カレンダーを利用しながら他者が管理することにした．酸素吸入については，呼吸困難がないため酸素をはずしていることが多く，その都度吸入を促した．

3．Ｉ氏の意思形成と表明支援：人生史・夫への思い，夫の思いを聴く

入院中，他の患者に缶ジュースや食事の牛乳をごちそうしたり，お菓子を渡そうとしたり，看護師に焼き芋や飴などを渡そうとすることが多かった．

夫とは若い頃に知り合い，2度結婚して2度離婚した．Ｉ氏は，「（夫は）恰幅のよい男性であった」「（夫の）浮気が心配」「早く家に帰りたいな，何でかって言うとね，夜は暗いし寂しいの」「私は帰るの，お金を稼がないといけないの」と話すことが多かった．

夫は，「（Ｉ氏は）かわいそうなやつ．苦労してきた．自分は家族ではないけれど，できるかぎりのことはしてやりたい」と，昔のことや，親類のことなどを色々と話した．

Ｉ氏は，自分のことは自分で決め，自立して生きてきた人である．他者への心遣いがあり，社会性も高く，それがかえってサービスを受け入れられない要因であると考えられた．

4．Ｉ氏の意思実現に向けた支援：Ｉ氏の思いに沿ったこれからを支える

筆者とMSWは，Ｉ氏が夫と自宅で生活することを希望していると医師に伝えた．しかし，医師は治療を継続できる場所に退院することが善行であると考え，自宅での療養は絶対に無理であり，転院以外考えられないと主張した．一方，病棟看護師やMSWは，本人が納得しないまま転院はできないし，ポータブルトイレでの排泄が自立していることや，食事もセッティングすれば自分で摂取できることから，サービス提供者による介入があれば自宅退院も可能と考えていた．

ケアマネジャーやMSWと相談し，治療を継続できるようにすることが自宅退院のカギとなることを共有し，訪問薬剤指導ではなく，訪問看護と訪問介護を導入することにした．

5．Ⅰ氏の意思表明・意思実現に向けた支援：自宅退院の可能性を考えるための
カンファレンスをもつ

ケアマネジャーに相談して，導入予定の訪問看護ステーションの管理者にも同席を依頼し，関係者で自宅退院の可能性について検討した．

医師は，心機能や肺機能ともにぎりぎりの状態であるとの説明の後，「自宅では治療を継続できないので自宅退院は絶対無理です」と言った．しかし，Ⅰ氏は，「家に帰りたい，（夫と）一緒に暮らしたい」と言った．夫はどう考えているのかを確認するため，「Ⅰ氏にとって，自宅に帰ること，病院に入院すること，どちらがよいと思いますか？」と夫に尋ねると，「家族ではないけれど，本人が家に帰りたいって言っているのだから，家に帰してやりたい」との返答であった．そして，訪問看護師からは，Ⅰ氏が訪問看護を利用するのは初めてであり，今回は自宅退院をして，その結果で今後転院すべきかを考えればよい，という発言が聞かれた．医師はしかたなく自宅退院を了承した．今まで訪問看護や訪問介護のサービスを利用してこなかったⅠ氏であるが，サービス導入を了承して自宅に退院することになり，結果的にこれが退院前カンファレンスとなった．

死を見据えた話し合いをする

Ⅰ氏は，慢性疾患のエンドステージと考えられ（第3章-1参照），緊急時の対応と看取りについての話し合いも必要であった．Ⅰ氏は，元気なときは夫との在宅生活を望むが，身体がしんどくなると救急受診し入院を繰り返したという経緯があり，最期まで在宅での生活を続けたいという希望はなかった．また夫も同様の思いであり，最期は病院で看取る方針となった．訪問看護は，24時間緊急連絡体制が整っている訪問看護ステーションを利用することになり，ケアマネジャーは，自宅電話のすぐ近くに緊急時の連絡先を貼り，すぐに対応できる体制を整備した．退院後は，1日1回ずつの訪問看護と訪問介護で，内服管理やHOTの管理を促すことになった．そして，病院内の緊急時の体制を整えるために，関連する外来へ連絡して協力を依頼した．

▶ 在宅療養支援の実際

救急・内科・循環器内科の外来と訪問看護師・ケアマネジャーとの連絡調整

退院翌日，Ⅰ氏は酸素吸入をしていない状態で救急搬送された．酸素吸入により症状が改善したため，酸素ボンベの持参を依頼して帰宅となったが，その翌日にも車いすで救急外来を受診した．原因は，内服管理不足と酸素吸入ができていないためであり，外来看護師，ケアマネジャー，訪問看護師と情報を共有し，指導・支援を行った．

その結果，退院後1か月が経過した頃より，2週間ごとの定期受診で安定した自

宅生活を送れるようになり，ヘルパーや夫と美容院に行ったり，買い物に行ったりするようになった．しかし，退院2か月後，心不全の悪化で再入院し，その10日後にI氏は永眠された．在宅関係者と病院関係者に支えられ，人生最後の2か月間を愛する夫と過ごしたのであった．

高齢者の希望を中心に話し合うことが退院支援のカギ

　認知症であっても自分の思いや考えを伝えることはできる．I氏の場合，愛する夫と生活することが，I氏が重きを置く価値観であった．支援する際は，高齢者の思いを聴き，QOLがどこにあるのかをみつけ，人生のゴールを見据えた退院支援をすることが重要となる．多職種の専門性を突き合わせ，高齢者の希望や思いを中心に話し合っていくことが退院支援には重要なのである．

10 退院困難事例③

事例紹介

- ◆**患者**：J氏，85歳，男性．
- ◆**家族構成**：妻（77歳）との2人暮らし（長女家族は県外在住）．
- ◆**疾患**：誤嚥性肺炎，アルツハイマー型認知症，慢性心不全，高血圧，狭心症．
- ◆**自立度**：障害高齢者の日常生活自立度C2，認知症高齢者の日常生活自立度Ⅳ．
- ◆**身体状況**：身長162cm，体重45kg，BMI 17.15．
- ◆**入院までの経過**：J氏は地元の技術会社に勤務し，定年後も非常勤として勤めていた．しかし，70歳で狭心症と心不全で入院をしたことを契機に退職．その後も，シルバー人材派遣に登録するなど心臓に影響のない程度に社会活動を続けていたが，少しずつ物忘れが出るようになった．

  75歳，心不全で入院しさらに認知機能が低下．入院中に認知症と告げられる．退院後，月日の経過とともにADLに介助を要することが増えた．

  1年前からは食事も介助を要するようになり半年前にも肺炎で入院．今回も2週間前に口呼吸をして意識朦朧としたJ氏に妻が気づき，救急車で病院へ搬送，誤嚥性肺炎診断で入院した．
- ◆**入院中の経過**：肺炎は酸素療法と輸液療法にて改善．嚥下機能は，言語聴覚士らによる嚥下訓練も行われたが，不顕性誤嚥あり，水分や固形物摂取困難．主治医からは嚥下機能は不可逆性であり，人生の最終段階にあることが家族へ説明される．今後の人工的水分・栄養補給法（artificial hydration and nutrition；AHN）の選択について相談した結果，家族は輸液のみ（末梢または皮下）を選択した．J氏は輸液を認識できないが，手足を動かすことは可能なため，輸液ルートに引っ掛からないよう，J氏から見えない場所に輸液を置くなど工夫していた．
- ◆**退院後に継続する医療**：輸液（末梢または皮下），在宅酸素療法，吸引（必要時）．
- ◆**J氏の終末期の希望**：事前指示書はなし．63歳で実母を家で看取ったとき，「苦しそうでなくてよかった」「（妻が）いてくれたからできたが，俺のときは手伝ってくれる人がいないから無理かな」と妻に話していた．

  妻は「時間がないなら家に帰りたい．主人は優しい人．仕事の合間をみながら実母の介護もしていた．言葉はなくても表情はわかります．ただ入院前のように再び主人が苦しそうにしていたら，どうしたらよいか私は心配」と話している．
- ◆**子どもの夫婦像と希望**：「父は母と一緒に家を望むと思う．母を手伝ってくれる人がいると安心する」と話した．退院後は，週末には実家に帰れるが，平日に仕事を休むのは難しい．
- ◆**介護度**：要介護5．入院前に利用していた介護サービスは週3回のデイサービス，電動ベッド，車いす．

▶アセスメント

フィジカルアセスメントに基づいて在宅で必要な医療を検討する

　J氏は，全身機能の衰えとともに，慢性心不全や肺炎既往があるため，痰の増加や浮腫などの苦痛を伴わないような輸液コントロールが必要である．そのため，輸液や吸引など直接的な医療手技だけでなく，J氏の苦痛を緩和できるようなケア（例：適切な輸液量や酸素量，排痰を促す体位）を提供できるよう，医師（訪問診療，往診）や訪問看護などの24時間の医療体制を構築する必要があると考えられる．また，慢性腰痛などJ氏にもともとある苦痛の緩和も忘れずにケアする．

入院前と入院後の変化をとらえ，J氏の尊厳をつなぐ

　J氏は入院前よりも「できるADL」が低下することが予想された（表1）．J氏が生活のなかで大切にしてきたこと，長年介護を行ってきた妻の思い（例：「できることは私がしたい」）も確認しながら，だれが何をするのかといった介護サービスの体制と内容を構築する必要がある．また，退院後は妻自身の生活（例：買い物のための外出）も脅かされやすい状況と考える．

表1　J氏の入院前と退院後のADLと介護の変化

	入院前	退院後の予測
食事	・全介助（妻またはデイサービス） ・とろみ剤使用，経口摂取	・経口摂取は不可 ・輸液にて水分補給 →口腔ケアは，訪問看護や介護で実施．妻が行う場合は訪問看護の指導
移乗・動作	・介助で車いす，立位可 ・端坐位保持可	・ベッド上中心．立位不可 ・介助でリクライニング車いす可能
排泄	・リハビリパンツ＋パッドを使用 ・便秘時は下剤使用（デイサービス前日に服薬）	・おむつ使用 ・経口摂取なくなり，便は少なくなる． →訪問看護や在宅医による消化器系（イレウス有無等）の確認
更衣・洗面	デイサービスで入浴後に実施 自宅で端坐位で妻が着替えや髭剃り（妻：「主人はいつも身なりを整え，髭がのびているのはだらしないと話していた」）	全介助 →訪問看護や訪問介護で妻や娘に方法を伝える
入浴	機械浴（デイサービス）	・入浴は訪問入浴で可能 ・清拭は訪問看護，訪問介護で可能

▶ 訪問看護の対応

J氏の退院に向けた訪問看護師の対応は以下であった.

退院前カンファレンスの前に情報を得る

病院の看護師やMSWなどの担当者から入院中の情報を,ケアマネジャーから入院前も含めた情報を確認した.そして,焦点にすべき話題を病院看護師,ケアマネジャーと共に検討して退院前カンファレンスに臨んだ.

退院前カンファレンスでの確認事項

1. 退院後の医療対応と内容の確認

退院後の医療対応先について確認した.緊急時は訪問看護に電話し,在宅医が対応する流れとした.また,J氏と家族の状態によっては病院で受け入れ可能かについても確認した.対応の内容については,まず酸素療法や吸引,点滴など退院後も必要となる医療を具体的に確認した.退院後は,心臓に負担とならない程度の点滴を,日中を中心に継続することとした.

2. 家族に対する退院指導の連携

病院で行う指導と退院後に行う指導を検討した.限られた入院期間において,病院では在宅酸素機器の扱い方や吸引など医療的手技の指導を中心に指導し,訪問看護では退院後の医療手技の確認とおむつ交換など医療以外の指導をすることにした.また妻も「おむつ交換は家で手伝ってくれる人と一緒にゆっくり行いたい」と希望していた.

退院後のケア

J氏と妻が安心して生活できるような各サービスの体制を組んだ(表2).そして,J氏の尿量や浮腫,呼吸状態などをみながら,輸液量を在宅医と共に検討し,減量も行った.また,誤嚥予防のためのギャッジアップや口腔ケアなど,ケアをさらに具体化しアレンジした.J氏は時々手足を動かすが,慢性腰痛や不動による痛み,瘙痒感,技術会社に勤務していたことから手作業をしている,など様々な背景が推測された.点滴は本人の見えないところに下げ,留置針は抜けないよう固定した.家族にはこれから起こり得る症状を説明し,J氏の様子をみながら多職種協働でケアに努めた.J氏の退院後の様子については,家族の同意のもと,病院の担当窓口へ状況を報告した.

表2　J氏の退院直後の時期の医療・介護サービスの一部

	サービスの一部内容
訪問看護	・退院日の訪問，緊急時対応を行える24時間体制，フィジカルアセスメント（苦痛の有無），輸液・在宅酸素，吸引の管理 ・妻の外出時は訪問介護と協働した長時間訪問
在宅医	・訪問診療，往診対応可能 ・臨時薬の処方（熱発時の坐薬），退院日からの特別指示書の発行
訪問介護	おむつ交換，清拭など．1日1回訪問
福祉用具	電動ベッド，エアマット（ヘッドアップしても臀部への除圧効果が高いものを選択する）
訪問入浴	希望により導入

＊対応必要なポイントと連絡先を可視化する：肺炎や心不全など終末期に起こりやすい苦痛症状，点滴確認ポイント，など
＊訪問看護は訪問介護と共に訪問する機会をつくり，輸液などの医療やJ氏の身体状況について説明し共有する
＊各支援者間の情報共有手段は，ICTや連絡ノートを活用

▶結果・まとめ

　退院後，J氏は最期まで家で暮らすことができた．家族などの介護者は，入院前から介護をしてきた歴史や培われてきた価値観をもっている．私たち医療者は，介護者の医療手技の獲得に目を奪われがちである．しかし，認知症高齢者と介護者が共にどのような生活を送りたいか，という点を軸にした医療・介護体制を構築するとともに，「痛い」「苦しい」などの言語的コミュニケーションはなくとも入院前からの認知症高齢者と介護者の暮らしにも目を向け，継続して苦痛の緩和に努めていく必要があると考える．そして，認知症高齢者の尊厳を保つために，その人の過去にも目を向け，退院前から病院と各在宅サービスとで積極的に協働する必要がある．

索　引

一般病棟の認知症高齢者ケア

2020年4月24日　第1版第1刷発行　　　　　　　　　　　　定価（本体2,700円＋税）

編　集　　田中久美ⓒ　　　　　　　　　　　　　　　　　　　　　　＜検印省略＞

発行者　　小倉啓史

発行所　　株式会社メヂカルフレンド社

〒102-0073　東京都千代田区九段北3丁目2番4号
麹町郵便局私書箱48号　電話（03）3264-6611　振替00100-0-114708
http://www.medical-friend.co.jp

Printed in Japan　落丁・乱丁本はお取り替えいたします　　　印刷／三共グラフィック(株)　製本／(有)井上製本所
ISBN978-4-8392-1654-2　C3047　　　　　　　　　　　　DTP／タクトシステム(株)　　　　　　106135-144